Frederick Perls, vida e obra

CIP-BRASIL. CATALOGAÇÃO NA PUBLICAÇÃO
SINDICATO NACIONAL DOS EDITORES DE LIVROS, RJ

H426f
   Helou, Fádua
   Frederick Perls, vida e obra : em busca da Gestalt-Terapia / Fádua
Helou. – São Paulo : Summus, 2015.

   Inclui bibliografia
   ISBN 978-85-323-1016-3

   1. Perls, Frederick S., 1893-1970. 2. Psiquiatras – Estados Unidos
– Biografia. 3. Gestalt-Terapia – História. I. Título.

15-20910   CDD: 921.1
                                                                  CDU: 929.1

www.summus.com.br

EDITORA AFILIADA

Compre em lugar de fotocopiar.
Cada real que você dá por um livro recompensa seus autores
e os convida a produzir mais sobre o tema;
incentiva seus editores a encomendar, traduzir e publicar
outras obras sobre o assunto;
e paga aos livreiros por estocar e levar até você livros
para a sua informação e o seu entretenimento.
Cada real que você dá pela fotocópia não autorizada de um livro
financia o crime
e ajuda a matar a produção intelectual de seu país.

Frederick Perls, vida e obra
Em busca da Gestalt-terapia

FÁDUA HELOU

summus editorial

FREDERICK PERLS, VIDA E OBRA
Em busca da Gestalt-terapia
Copyright © 2015 by Fádua Helou
Direitos desta edição reservados por Summus Editorial

Editora executiva: **Soraia Bini Cury**
Assistente editorial: **Michelle Neris**
Indicação editorial: **Lilian Meyer Frazão**
Imagem da capa: **Fritz Perls em Esalen,** © **Gene Portugal,**
1967 (esalenarchives.com)
Projeto gráfico: **Crayon Editorial**
Diagramação: **Santana**
Impressão: **Sumago Gráfica Editorial**

Summus Editorial
Departamento editorial
Rua Itapicuru, 613 – 7º andar
05006-000 – São Paulo – SP
Fone: (11) 3872-3322
Fax: (11) 3872-7476
http://www.summus.com.br
e-mail: summus@summus.com.br

Atendimento ao consumidor
Summus Editorial
Fone: (11) 3865-9890

Vendas por atacado
Fone: (11) 3873-8638
Fax: (11) 3872-7476
e-mail: vendas@summus.com.br

Impresso no Brasil

Dedico este livro ao meu pai, Halim Helou,
que me deu asas para voar e incentivou-me a
ir mais alto, e a minha mãe, Huda, que sempre
me garantiu um lugar para onde voltar. A
ausência deles obrigou-me a buscar em mim
novos sentidos, o que me trouxe até aqui.

Sumário

PREFÁCIO 11

INTRODUÇÃO 15
Um rápido panorama da vida de Perls 17
Um rápido panorama da obra de Perls 18

PARTE I
VIDA: UM RIO CHAMADO TEMPO 21

1. EUROPA, 1893-1934 23
Tempos extraordinários, calamidades sem precedentes 23
A geração do fronte 30
A República de Weimar (1918-1933) 32
A psicanálise: um novo mundo 36
Frankfurt: sementes teóricas e experimentais 37
Viena: formação quase completa 39
1933, um ano trágico 44
A breve estada em Amsterdã 45
O exílio 47

2. ÁFRICA DO SUL, 1934-19467 53
Um período de refrigério 53
Marienbad 55
Uma rápida passagem pelo Canadá 60

3. ESTADOS UNIDOS, 1946-1969 65
Criação, fama e transformação 65
A era de ouro 65
Esalen, 1964-1968: um marco 73
O fim de uma era 75

4. CANADÁ, 1969 77
Sonhos inacabados: Cowichan 77
Finalizando uma vida 78
A última viagem 78
A despedida: a Gestalt-terapia sem Fritz Perls 79

PARTE II
OBRA: FRAGMENTAÇÕES E CONTINUIDADES **81**

5. SINAIS DE INQUIETAÇÃO: UMA PROPOSTA
DE REVISÃO DA PSICANÁLISE 83
Perls e a psicanálise 83
Psicanálise e Gestalt 88
Ego, fome e agressão (1942) 88
Deslocamentos de foco 110

6. PERLS EM TRANSIÇÃO: EM DIREÇÃO
À GESTALT-TERAPIA 125
Perls e os pós-freudianos em Nova York 125
"Planned psychotherapy" – uma terapia de integração 127
"Teoria e técnica de integração da personalidade" 130

7. UM NOVO PARADIGMA: A CRIAÇÃO
DA GESTALT-TERAPIA 133
Gestalt-terapia (1951) 133

8. DA "MILAGREIRA DE LOURDES" À PROPOSTA
DE AMPLIAÇÃO DA GESTALT-TERAPIA 153
Perls da Costa Oeste . . . ., . . 153
Perls tardio 153
Cowichan: novos sonhos 154
Gestalt-terapia explicada: reflexões sobre Esalen 156
Escarafunchando Fritz: dentro e fora da lata de lixo:
 Perls testamentário 162
Introdução à nova edição de Ego, fome e agressão 163
Introdução à nova edição de Gestalt-terapia 164
A abordagem gestáltica e Testemunha ocular da terapia:
 um projeto inacabado. 165

PARTE III
RETICÊNCIAS: PONTO DE PARTIDA E PONTO DE CHEGADA 173

9. DIVAGAÇÕES CONCEITUAIS: UM PANORAMA FRAGMENTADO 175
Reinterpretando as raízes. 175
O conjunto da obra: proposta de (des)articulação 176
Algumas considerações conceituais 181

10. CONSIDERAÇÕES FINAIS 187
O caminho da inquietação. 187
Em busca da Gestalt 190
Enfim 194

REFERÊNCIAS 197

Prefácio

ENTREI EM CONTATO COM a pesquisa realizada por Fádua Helou em 2013, no XIV Encontro Nacional de Gestalt-terapia e XI Congresso da Abordagem Gestáltica, realizados em Recife. Fiquei encantada com as preciosas informações nela contidas – que, em sua maioria, eram desconhecidas pela comunidade gestáltica.

Fádua vem estudando Gestalt-terapia há mais de 35 anos, tendo se aprofundado em sua história e nos novos paradigmas que surgem. Particularmente nesta obra, analisa os modelos do início do século passado, disseminados justamente quando Fritz Perls concluía sua formação acadêmica e profissional em Berlim. Com a seriedade e o cuidado que lhe são peculiares, Fádua fez um minucioso trabalho de pesquisa e investigação em relação ao percurso de vida de Frederick, o qual influenciou fortemente o desenvolvimento das ideias desse autor.

É bastante comum ouvir que a teoria da Gestalt-terapia, assim como as obras de Perls, é fragmentada, carecendo de um fio condutor. Este livro busca justamente colaborar com o preenchimento dessa lacuna, oferecendo-nos uma visão pormenorizada do processo de pensamento de Fritz – que, tal como Freud, foi mudando sua rota ao longo do tempo.

A autora, baseada nos anos de publicação das obras escritas por Perls, encontrou três períodos significativos que parecem corresponder a transições fundamentais de sua vida: 1942, 1951 e 1969. A partir dessa ideia, as análises de sua vida e obra se entrelaçam.

No primeiro período (1942), quando ainda era psicanalista, ele publicou *Ego, fome e agressão*, seu primeiro livro. Na obra, Perls propõe-se a desenvolver teses que lhe pareciam compatíveis com a psicanálise e com as quais visava contribuir para seu desenvolvimento. Tal fato se evidencia no subtítulo da obra original: *Uma revisão da teoria e do método de Freud*.

No segundo período (1951), lançou seu segundo livro, *Gestalt-terapia*, escrito com Ralph Hefferline e Paul Goodman, intelectual bastante conhecido nos Estados Unidos na época. Essa obra marca seu afastamento da psicanálise e funda a nova abordagem, sendo seu subtítulo também interessante: *Excitação e crescimento na personalidade humana*. Nele aparece a preocupação dos criadores da Gestalt-terapia não apenas com os processos patológicos, mas também com os processos saudáveis de crescimento e desenvolvimento humanos.

No terceiro período (1969), deparamos com várias publicações e novos projetos editoriais. Um deles, *Escarafunchando Fritz*, é considerada sua autobiografia, e nela Perls nos oferece importantes informações a respeito de sua trajetória, além de reflexões feitas por ele no final da vida. Outra obra do período é *Gestalt--terapia explicada*, a última publicada em vida.

Perls deixa também alguns projetos com seu editor, que são lançados após sua morte: a reedição de *Ego, fome e agressão* e de *Gestalt-terapia*, para os quais escrevera novas introduções; e seu último manuscrito, *A abordagem gestáltica e Testemunha ocular da terapia*, baseado em anotações e vídeos de seus trabalhos.

No final dos anos 1960, o trabalho de Perls era considerado por muitos um arsenal técnico e teatral, cujos resultados mais pareciam mágica – o que muito o incomodava. Em virtude disso, ele pretendia escrever um livro no qual mostraria quanto sua obra era integrada, mas infelizmente faleceu antes que pudesse fazê-lo. Foi justamente para esse caminho que Fádua direcionou a dissertação de mestrado que deu origem a esta publicação.

Tendo feito uma minuciosa pesquisa relativa à vida e às obras de Fritz Perls em diferentes fases, a autora cruza esses dados em busca de um fio condutor de suas ideias, concluindo ser "surpreendente a abrangência e a profundidade do entrelaçamento do contexto filosófico, político e cultural desses períodos com as propostas das obras de Perls".

Assim, este livro apresenta informações e análises preciosas para todos aqueles que queiram compreender a Gestalt-terapia ou aprofundar seus conhecimentos, além de oferecer importantes subsídios para outras pesquisas em nossa abordagem. É com muita alegria que o vejo ser publicado!

Lilian Meyer Frazão

Introdução

AO LONGO DE UMA jornada de estudos sobre a história da Gestalt-terapia, surgem questões inquietantes que se apresentam com respostas parciais ou permanecem sem explicação. Com o intuito de aprofundar a reflexão sobre essas lacunas, o estudioso pode deparar com uma figura instigante e controversa: Frederick Perls, considerado fundador e um dos principais divulgadores da Gestalt-terapia.

Perls é facilmente identificado como uma pessoa muito inteligente, intuitiva e criadora. Um olhar mais atencioso, porém, revela que sua produção tem traços fragmentados e inacabados, o que pode gerar mal-entendidos em relação à Gestalt-terapia, apesar de sua originalidade e força. Fazendo um rápido paralelo entre a pessoa de Perls e sua obra, diz-se que as lacunas desta têm alguma relação com aquela.

A polêmica figura de Perls provocou, sobretudo após sua morte, a concentração de inúmeras críticas a seu legado. A divulgação da Gestalt-terapia por meio de demonstrações que ele realizava, as quais, segundo os críticos, eram centradas em sua prática e em sua personalidade, causou um empobrecimento da produção teórica e uma sobrevalorização da prática.

Na opinião de Michael Vincent Miller e Isadore From (Miller e From, 1994), após a morte de Perls a Gestalt-terapia fragmentou-se de forma acentuada, fragmentação que poderia ser comparada à divisão existente na cultura norte-americana, refletida em sua literatura. Os autores recorreram à descrição do crítico literário Philip Rahv, que qualificou a produção literária norte-americana da Costa Leste "cara-pálida" e a da Costa Oeste de "pele-vermelha", dicotomia característica entre conscientização e experiência, energia e sensibilidade, teorização e ação. Com base nessa comparação de Miller e From, tornou-se usual falar da Gestalt-terapia da Costa Oeste e Gestalt-terapia da Costa Leste.

Por outro lado, a vida de Perls foi muito rica em experiências culturais, marcada por um fervilhante ambiente de vanguarda das artes, da filosofia e da ciência europeia do início do século XX e, mais tarde, pelos movimentos de vanguarda americanos, sobretudo os de Nova York e da Califórnia.

Descrever o tempo vivido pelo autor a fim de relacioná-lo à sua obra, apesar de configurar um grande desafio, soa também como um caminho profícuo para quem se interessa pela história e pela teoria da Gestalt-terapia. Por isso, dedicar-me-ei ao exame dos principais acontecimentos biográficos de Perls partindo da ótica cultural, histórica e política. Tal contextualização será fundamental para compreender o pensamento de Perls em cada etapa de sua vida profissional e as rupturas e continuidades paradigmáticas entre essas fases.

Procurarei apresentar o caminho que seu pensamento tomou por meio do exame dos posicionamentos teóricos que encontramos em cada uma de suas obras. Priorizarei sobretudo os deslocamentos teóricos evidenciados pela escolha de novos focos e o abandono de perspectivas anteriores, explicitando as diversas transições teóricas elaboradas por Perls ao longo da vida.

Os títulos originais de suas obras são os seguintes, em ordem cronológica[1,2], considerando a data e o local da primeira publicação:

- *Ego, hunger and aggression: a revision of Freud's theory and method* (Durban: Knox Publishing Company, 1942).

- *Gestalt therapy: excitement and growth in the human personality*, em coautoria com Paul Goodman e Ralph Hefferline (Nova York: Julian Press, 1951).

- *Gestalt therapy verbatim* (Califórnia: Real People Press, 1969a).
- *In and out the garbage pail* (Califórnia: Real People Press, 1969b).
- *The Gestalt approach & eye witness to therapy*, obra póstuma (Palo Alto: Science and Behavior Book, 1973).[3]

Dessa forma, a partir da sua primeira obra, publicada em 1942, busco o fio condutor que permeia sua produção, as transições e rupturas contidas em seus livros, e a relação teórica entre eles e sua trajetória. Examino de maneira mais detalhada a passagem da psicanálise para a Gestalt-terapia, etapa teórica significativa da vida de Perls, mas pouco estudada.

UM RÁPIDO PANORAMA DA VIDA DE PERLS

O EXAME DOS PRINCIPAIS acontecimentos da vida de Perls, contextualizados culturalmente com base em fatos históricos, políticos, filosóficos, científicos e artísticos, constrói um panorama temporal e geográfico que facilita visualizar como o tempo vivido por ele em cada continente visitado corresponde a uma etapa diferente tanto no âmbito pessoal como profissional, refletindo uma ideologia em constante transformação.

A vida de Perls na Europa é apresentada no Capítulo 1, destacando-se suas mais seminais influências, vividas sobretudo em Berlim, Frankfurt e Viena. Esses 40 anos de vida na Europa terminam com seu exílio em Amsterdã, onde a impossibilidade de trabalho e o avanço do nazismo o impeliram à difícil decisão de deixar o continente com sua família.

O Capítulo 2 relata possíveis desdobramentos do pouco que se sabe a respeito do período vivido na África do Sul, país onde Perls conseguiu uma boa colocação profissional. Esse período se encerra em virtude da inquietação pessoal e profissional de Perls, da situação crítica do movimento psicanalítico e do cenário político sul-africano com o agravamento do *apartheid*. O Capítulo 3 descreve a vida de Perls nos Estados Unidos.

Depois de deixar a África do Sul e passar um breve período no Canadá, ele procura estabelecer-se em Nova York – que, com o declínio da Europa pós-guerra, se tornara um polo de vanguarda. Esse é também o ambiente de discussão crítica da psicanálise e de busca de novas interlocuções, característica dos anos 1950 que prepara o cenário para o movimento da contracultura, que chega ao auge na década de 1960.

É nessa fase que Perls e Laura[4] se encontram com Goodman e Hefferline e com outros profissionais que formarão o pioneiro Grupo dos Sete. Em Nova York, a vida de Perls é marcada pela criação da Gestalt-terapia, do Instituto de Gestalt-terapia de Nova York e pela publicação do livro *Gestalt-terapia*.

A partir de 1952, a inquietação de Perls leva-o a buscar novas experimentações pessoais e profissionais com viagens para outras cidades americanas e para o exterior. Funda outros institutos de Gestalt-terapia, principalmente na Costa Oeste norte-americana, num período que culmina com sua estada em Esalen nos anos 1960. É o auge da fama de Perls e da divulgação da Gestalt-terapia.

O Capítulo 4 analisa o surpreendente e curto período que se segue quando Perls deixa Esalen e vai em busca de novos horizontes em Cowicham, no Canadá, em 1969. É o último sonho de Perls, interrompido por sua morte em março de 1970.

UM RÁPIDO PANORAMA DA OBRA DE PERLS

PARA QUE O PENSAMENTO teórico de Perls surja de forma mais evidente e para que assim sejam traçados os rumos de sua trajetória teórica, suas obras são apresentadas em ordem cronológica e vinculadas às propostas teóricas de cada uma delas.

FREDERICK PERLS, VIDA E OBRA – EM BUSCA DA GESTALT-TERAPIA

Em resumo, temos o seguinte quadro das posições teórico-práticas de Perls ao longo de sua vida profissional:

Período	Vida profissional
1921 a 1950 (aproximado)	Perls neurologista
1925 a 1947 (aproximado)	Perls psicanalista
1942 a 1948/1950	Perls em transição
1951 a 1970	Perls Gestalt-terapeuta

Assim, o Capítulo 5 trata da primeira obra de Perls, *Ego, fome e agressão* (1942/1992), que faz uma revisão da psicanálise.

No Capítulo 6, analiso dois artigos escritos por Perls, em 1947 e 1948, no período de sua transição da psicanálise para a Gestalt-terapia, enfocando tanto os aspectos do pensamento freudiano que foram revisados quanto aqueles que permaneceram como alicerces no pensamento do autor.

No Capítulo 7, apresento a obra *Gestalt-terapia* (1951/1994), que estabelece uma ruptura paradigmática com a psicanálise e representa a criação da nova abordagem.

Compõe o Capítulo 8 o conjunto das obras publicadas em 1969, em que Perls parece retomar de forma assistemática alguns pensamentos anteriores, bem como inserir concepções, ampliando a proposta da Gestalt-terapia.

Para alinhavar esse panorama, identificando lacunas, esclarecendo situações, apontando contradições, levantando hipóteses, recorri ao longo deste livro ao seu testemunho autobiográfico, *Escarafunchando Fritz: dentro e fora da lata de lixo* (1969/1979).

Os capítulos 9 e 10 compõem o que chamo de "Reticências".

No Capítulo 9, faço uma releitura dos conceitos defendidos por Perls tomando por base a análise dos temas das suas obras e dos projetos de prática correspondentes.

Finalmente, no Capítulo 10, analiso a trajetória de Perls e suas consequências para o desenvolvimento da Gestalt-terapia.

FÁDUA HELOU

Espero que esta múltipla narrativa contribua para esclarecer a tessitura da construção da trajetória teórica de Perls, por meio dos princípios que nortearam as suas obras e permitiram a ele desenvolver o pensamento que resultou na abordagem gestáltica.

---

1. Essas obras foram publicadas no Brasil em ordem cronológica diferente, seguindo a trajetória do desenvolvimento da abordagem no país: *Gestalt-terapia explicada* (São Paulo: Summus, 1976); *A abordagem gestáltica e testemunha ocular da terapia* (Rio de Janeiro: Zahar, 1977); *Escarafunchando Fritz: dentro e fora da lata de lixo* (São Paulo: Summus, 1979); *Gestalt-terapia* (São Paulo: Summus, 1997); *Ego, fome e agressão: uma revisão da teoria e do método de Freud* (São Paulo: Summus, 2002).

2. Como em alguns casos a tradução dessas obras contém incorreções, optamos por fazer pequenas correções, por uma questão de coerência. [N. E.]

3. Como obra póstuma, temos "Testemunha ocular da terapia", publicada em 1973 como Parte II do livro *A abordagem gestáltica*. É uma seleção de "extratos autoexplicativos", escolhidos por Richard Blander, de sessões filmadas em Esalen, com o propósito de ser editados como filmes didáticos (conferir em Spitzer, 1988).

4. Não farei neste livro referências específicas às ideias de Laura Perls, mas fica evidente que a trajetória de Laura e Fritz Perls, a partir do encontro em Frankfurt, foi compartilhada integralmente, e o laço entre eles nunca se desfez. Porém, o papel de Laura na Gestalt-terapia permaneceu à sombra, inclusive com a omissão por parte de Perls de sua decisiva participação em discussões e produções definitivas para a criação da Gestalt-terapia. Somente após a morte de Perls é que Laura passou a exercer liderança no movimento da abordagem.

Parte I
Vida: um rio chamado tempo

1. Europa, 1893-1934

TEMPOS EXTRAORDINÁRIOS, CALAMIDADES SEM PRECEDENTES

FRIEDRICH SALOMON PERLS NASCEU em Berlim em 8 de julho de 1893 numa família judia, sendo o terceiro filho de Amalie Rund e Nathan Perls[1]. À época, a Alemanha era um império e vivia o Primeiro Reich[2].

Para compreender as influências culturais, econômicas e políticas vividas por Perls na Europa, recorremos ao historiador Eric Hobsbawm (1988, p. 11), que se empenhou em "entender e explicar um mundo em processo de transformação revolucionária, localizar as raízes de nosso presente no solo do passado e, talvez sobretudo, ver o passado como um todo coerente".

Os anos que vão do nascimento de Perls até a sua juventude estão compreendidos no período chamado por Hobsbawm (*ibidem*) de "era dos impérios", período histórico que originou boa parte dos conflitos que caracterizam o século XX. Segundo ele, a geração, nascida no final do século XIX, construirá a base do mundo moderno.

Assim, Perls pode ser considerado um de seus representantes por sua participação nos agitados movimentos culturais e científicos de Berlim e Frankfurt no início do século; além disso, ao se revelar, nos anos 1960, um dos construtores da ideologia moderna no movimento da contracultura americana, "sendo eleito 'rei dos hippies', foi considerado um guru do seu tempo" (Ginger e Ginger, 1995, p. 60).

O período até 1914 ficou conhecido como a "idade áurea da segurança", seguido pela "idade exuberante da previdência", que perdurou até a Primeira Guerra Mundial. Hobsbawm (1988, p. 383-84) assinala que: "os últimos anos do capitalismo do século XIX têm sido até hoje considerados um período de estabilidade social e política: de regimes que não apenas sobreviviam como também prosperavam".

Esses dois bens inigualáveis, segurança e prosperidade, garantiam todos os aspectos da vida do cidadão europeu, uma imutabilidade nos direitos e deveres: "Tudo se encontrava no seu lugar e solidamente estabelecido [...] esse sentimento de segurança era a maior riqueza de milhões de homens e o ideal coletivo de existência" (Zweig, 1970, p. 24)[3]. Tudo parecia perdurar, moeda estável, direitos dos cidadãos garantidos, orçamentos previsíveis, futuro definido e estável.

Porém, segundo Hobsbawm (*ibidem*), apesar da estabilidade social, as contradições do mundo que se seguem à "era dos impérios" são marcantes, com paradoxos incontáveis. Um longo período de paz, expansão capitalista e dominação europeia desemboca em guerra e crise, provocando uma transformação revolucionária que originará a queda de grandes impérios. Nesse período, têm início os movimentos de massa organizados pelos trabalhadores assalariados, que exigiam a derrubada do capitalismo.

Berlim, cidade natal de Perls, está no centro da construção dessa história, por seu papel como capital do império alemão e, ao mesmo tempo, palco dos movimentos políticos e culturais de vanguarda nacionais e europeus. Segundo Bocian (2010), a cidade reflete a história de uma cultura urbana europeia de vanguarda nas quatro décadas que se constituíram nos anos "fascinantes e trágicos" vividos por Perls naquela cidade.

O autor levanta três tópicos que são relevantes e se entrelaçam na formação política, cultural e profissional de Perls na Europa: o judaísmo, o expressionismo e a psicanálise. Essas influências são características de toda sua geração porque os judeus europeus (em especial os alemães) contribuíram significativamente para os movimentos transformadores da época.

Segundo Bocian (2010), para os alemães judeus em Berlim, ser alemão era mais significativo do que ser judeu, pois a adaptação dos israelitas ao meio em que se encontravam correspondia não apenas a uma medida exterior de defesa, mas também a uma profunda necessidade íntima. Assim, eles se empenhavam na adaptação ao país que os acolhera. Zweig (1970, p. 45) ressalta "o anseio dos judeus por uma pátria, sossego, paz, segurança e o de não serem eternamente estrangeiros impelindo-os a integrarem--se nas características fundamentais do ambiente em que viviam". A alternância entre a busca de uma pátria e uma existência peregrina será constante na vida de Perls. Também significativo é o seu ressentimento pelas pátrias perdidas ou deixadas para trás.

De acordo com Bocian (*ibidem*), os judeus encontraram na Europa um ambiente propício para desenvolver valores de fundamental importância na cultura judaica, tendo encontrado nas artes e nas ciências um campo fértil. A ação da burguesia judaica foi essencial para fomentar e proteger todas as formas de cultura. Zweig (*ibidem*, p. 47) descreve esse processo:

> Os judeus constituíam o verdadeiro público; enchiam os teatros e as salas de concertos, compravam os livros e os quadros, visitavam as exposições e, precisamente porque se encontravam menos submetidos à influência da tradição, tornavam-se os arautos de tudo que era novo.

Esse período, com as suas contradições, assiste a uma explosão na cultura e nas artes, sendo a era de Freud, Einstein, Schönberg. Nesse sentido, Hobsbawm (1988, p. 22, 26) afirma que, "nas ciências e nas artes, as ortodoxias do século XIX estavam sendo demolidas [...] com o nome de 'modernismo', a *avant-garde* desse período dominou a maior parte da produção cultural erudita do século XX".

Nesses primeiros 40 anos de sua vida, Fritz Perls experimentou suas mais permanentes influências, definindo a si mesmo como "um obscuro menino judeu classe média" (1979, p. 13).

À época, Berlim era a cidade alemã com maior número de judeus, a maioria vinda das províncias orientais da Prússia e dos países do Leste Europeu. O bairro mais procurado por eles era o Scheunenviertel, que se tornou praticamente um típico conglomerado judeu de classe média baixa[4,5]. A família Perls viveu aí até 1986, quando se mudaram para um bairro melhor, no centro de Berlim, onde moraram por 12 anos na rua Ansbacher, número 53 (hoje número 31). Perls (1979) menciona esse endereço em sua autobiografia e relata que, quando visitou Berlim após a Segunda Guerra, descobriu que todo o quarteirão fora devastado, com exceção de sua casa.

A família materna de Perls, os Rund, era composta de judeus ortodoxos que frequentavam a sinagoga e participavam da vida da congregação. Ao contrário do marido, Amalie manteve os costumes mais ortodoxos; observava os preceitos e as festas da religião, inclusive mantendo o costume da cozinha *kosher*, com suas restrições e proibições, o que sempre foi motivo de tensão familiar. Perls aprendeu o hebraico e fez o seu *bar-mitzvá* em 1906, aos 9 anos de idade. Sobre a experiência de ser de uma família judaica Perls (1993, p. 77) afirma:

> Quando criança, presenciei uma desintegração [...] da religião judaica. Os pais da minha mãe seguiam os costumes ortodoxos. Uma família com fatos estranhos, muitas vezes quentes e bonitos. Meus pais, especialmente o meu pai, eram judeus assimilados. Isto é, um meio-termo entre ter vergonha do passado e apegar-se a alguns costumes – como ir ao templo nas grandes festas, caso houvesse um Deus por perto. Eu não conseguia estar de acordo com essa hipocrisia, e bem cedo me declarei ateu.

Embora não tenha recebido educação formal, Amalie Rund era amante das artes, do teatro e da ópera, o que teve enorme influência sobre Perls. Com a mãe, Fritz aprendeu a apreciar as artes e teve a oportunidade de visitar museus e óperas. Seu envolvimento com as artes perdurou por toda a sua vida.

Nathan Perls era um homem que impressionava por sua beleza, charme e boa conversa, e manteve durante o casamento vários casos extraconjugais (Shepard, 1978). Era vendedor de vinhos palestinos oriundos das colônias dos Rothschild, o que significava viajar por toda a Alemanha, permanecendo muito pouco com a família. Nathan dedicava-se à maçonaria e fundou inúmeras lojas maçônicas não oficiais, com orientação humanista[6]. Porém, apesar de ser judeu, não fez parte da exclusiva organização cultural hebraica denominada B'nai B'rith (Bocian, 2010).

Perls tinha uma relação próxima sobretudo com a irmã caçula, Grete, com quem manteve contato até o fim da vida: "Minha irmã e eu éramos muito chegados"; "[era] a irmã que eu amava" (Perls, 1979, p. 210). Com a irmã mais velha, Else, portadora de um sério problema de visão e superprotegida pela mãe, Perls revela impaciência e ressentimentos: "Eu não gostava de Else, a minha irmã mais velha. Ela era grudenta, e eu sempre me sentia desconfortável em sua presença"; "não lamentei muito ao saber de sua morte em um campo de concentração" (ibidem, p. 212). Porém, em outra declaração, ao falar da infância, se contradiz e afirma: "Minhas irmãs e eu éramos muito chegados" (ibidem, p. 286).

O ambiente familiar era turbulento, com brigas constantes: "Fui lançado numa família onde os filhos não eram a resposta profundamente desejada de duas pessoas que se amam" (Perls, ibidem, p. 284). Perls manteve com os pais uma relação conturbada. Em relação ao pai, demonstrava desprezo, pois este "pregava uma coisa e vivia outra", mas reconheceu, mais tarde, que muitos de seus conflitos com o pai poderiam ser provenientes da péssima relação conjugal entre Nathan e Amalie:

> Basicamente eu o odiava, com o seu pomposo sempre-estou-certo, mas ele também sabia ser quente e afetivo. Não sei dizer o quanto da minha atitude era influenciada pelo ódio que a minha mãe nutria contra ele, o quanto ela envenenou a nós, os filhos. (Perls, ibidem, 1979, p. 288)

Perls se recorda de receber muito afeto e atenção na primeira infância: "Devo ter sido realmente uma criança adorável. [...] Até os 9 anos de idade, sempre recebi muito apreço. Meus avós costumavam dizer: 'Ele é feito de tal matéria que recebe amor de Deus e do Homem'" (*ibidem*, p. 284).

Após esse período, Perls afirma que as coisas mudaram: "Durante muitos anos fui 'bom', até que aos poucos virei 'mau'" (*ibidem*); "1906, *bar-mitzvá*, crise da puberdade. Sou um menino muito ruim e dou problemas de sobra aos meus pais" (*ibidem*, p. 80). Pode-se atribuir essa mudança à drástica passagem da escola primária para a escola secundária. Segundo ele, seus "dias de ruindade" começaram "com a transição da acolhedora escola primária para a estranha e rígida atmosfera do ginásio" (*ibidem*, p. 284). Perls tinha sido brilhante e o melhor aluno da classe até então, mas passou a experimentar dificuldades, obtendo notas baixas. Ao entrar para o Mommsen Gymnasium, em Charlottenburg-Berlim[7], Perls relata ter encontrado professores cruéis e frios, com disciplina exagerada e claro antissemitismo. Assim, passou a odiar a escola, chegando a repetir a sétima série três vezes até ser expulso. Nessa época, aprendeu a mentir e a trapacear.

Zweig (1970) lembra que, para os judeus europeus, somente a formação acadêmica, que conduzia à universidade, conferia ao indivíduo importância; todas as boas famílias preocupavam-se em ter filhos "cultos", o que significava um caminho duro e longo. O estudo incluía matérias especiais que a cultura geral exigia – as línguas vivas (francês, inglês e italiano) e as clássicas (grego e latim), além de geometria, física e outras. Toda essa formação implicava uma atividade escolar monótona, severa e fria, com pouco tempo para os divertimentos próprios da primeira infância. Zweig (*ibidem*, p. 56-57) afirma: "As crianças do meu tempo, logo que entravam em casa ou na escola, sentiam-se retraídas e humilhadas no ambiente de opressão que sempre as rodeava. [...] A escola para nós significa constrangimento, tédio e enfado".

Como a mãe de Perls era responsável por seus estudos, seu fracasso escolar afetou profundamente a relação deles, criando um embate perene. Perls (1979, p. 289) recorda: "Lenta, mas seguramente, eu estava levando a minha mãe ao desespero. A grande ambição da sua vida se desmanchava; eu me tornei intolerável, cortei todos os laços".

Bocian (2010) vê nessas experiências escolares e familiares de Perls a raiz de sua baixa autoestima e de seu caráter rebelde. Segundo o autor, mais tarde isso apareceria como duas tendências opostas – rebelião e desejo de pertencer. Na atitude de Perls, o outro não existia, mas ao mesmo tempo ele empreendia uma busca fracassada mas constante por um "nós" e por um ambiente comunitário e fraterno.

O ano de 1911 é marcante para Perls, pois com a entrada no Askanische Gymnasium – escola liberal com professores de orientação pedagógica humanista – ele recuperou sua motivação com os estudos, saindo-se novamente muito bem, a ponto de ser dispensado das provas orais finais. Assim, aos 20 anos, ele enfim concluiu a escola secundária no ano escolar de 1913/1914, o que possibilitava sua entrada na universidade.

Além da mudança para uma escola liberal, Perls iniciou em 1911 a participação nos intensos movimentos culturais e artísticos berlinenses. O impacto de entrar nesse movimento é revelado na empolgação com que nosso biografado (1993, p. 5) descreve essa experiência: "1911 – Encontrando meu mundo. Apaixono--me. Poesia, filosofia e, sobretudo, o teatro".

Tendo bebido da fonte do teatro e mergulhado em suas experiências, essa arte teve grande impacto sobre Perls, sobretudo a convivência com Max Reinhardt, fundador do teatro moderno alemão. O teatro de Reinhardt procurava desenvolver a personalidade criativa dos atores, exigindo deles verdade e autenticidade, conceitos que Perls adotou em sua vida pessoal e, posteriormente, na Gestalt-terapia, assim como a crítica à convenção de esconder os próprios sentimentos. Segundo Reinhardt (*apud* Bocian,

2010, p. 68) tal atitude, "como bem sabido, resulta em repressão e histeria, enfermidade da nossa era, e, por fim, num vazio de vida".

Dessa forma, o teatro esteve sempre presente na vida de Perls em todos os lugares em que ele se estabeleceu – sobretudo nos Estados Unidos, onde ele se interessou pelo inovador, anárquico e experimental *Living Theater* e pela proposta de Moreno de aplicação do teatro na psicoterapia, com o teatro da espontaneidade. Hobsbawm (1988, p. 328) assinala que, "nos últimos anos antes de 1914, praticamente tudo que é característico dos vários tipos de 'modernismo' pós-1918 já está presente". Assim, o movimento cultural anterior à Primeira Guerra teria promovido uma "ruptura fundamental na história das artes eruditas desde o renascimento", embora a verdadeira revolução cultural do século XX só fosse acontecer após 1918, na República de Weimar, como veremos adiante.

Voltando a Perls, sua intensa participação na vida artística, política e filosófica de Berlim pré-1914, assim como no período seguinte da República de Weimar, foi determinante na formação de seu pensamento intelectual e artístico, profundamente identificado com as novas ideologias revolucionárias.

Em 1913, ele ingressou na universidade, o que lhe conferiu um senso de direção, diminuindo a sensação de confusão vivida na adolescência. Perls matriculou-se na Escola de Medicina da Friedrich-Wilhelms-Universität.

Mesmo com a eclosão da Primeira Guerra Mundial, em 1914, Perls continuou seus estudos, ainda que de maneira entrecortada.

A GERAÇÃO DO FRONTE

A Primeira Guerra Mundial (28 de julho de 1914 – 11 de novembro de 1918) foi uma catástrofe que resultou em mudanças profundas na geopolítica europeia, como a queda de impérios e monarquias, a formação de democracias e o início de ditaduras e revoluções. Porém, entre os legados mais tristes restaram inúmeras atrocidades, o extermínio em massa e a violação dos direitos humanos numa extensão jamais vista. Perls (1993, p. 6) descreve assim sua lembrança do início da guerra: "1914 – O mundo explode. A agonia da vida nas trincheiras. Dessensibilizado. Horror da vida e horror da morte. Confuso".

Seus contemporâneos são chamados de "geração do fronte" porque as batalhas desenvolveram-se principalmente em trincheiras, onde os soldados ficavam centenas de dias, lutando pela conquista de pequenos pedaços de território. A fome e as doenças também eram inimigos, bem como a utilização de novas tecnologias bélicas. Vale lembrar que a Primeira Guerra foi considerada o sexto conflito proporcionalmente mais mortal na história da humanidade. Elias (1997, p. 169) relata que

> muitos jovens alemães foram para os campos de batalha em 1914 com a ideia de que a guerra era algo maravilhoso, grandioso, um inenarrável momento de glória. Estavam impregnados de um sentimento de vitória certa. [...] Na realidade, a guerra foi terrível, um pavoroso morticínio. [...] Após pesadas perdas, redundaram numa cinzenta guerra de trincheiras.

Toda uma geração foi enviada à frente de batalha. Essa experiência deixou marcas profundas em todos os envolvidos – inclusive em Perls, que esteve no fronte entre 1916 e 1918. Ao fim da guerra, ele escreveu (*ibidem*): "1918 – Sobrevivi. Rebeldemente envolvido em política. Muito confuso".

O final do conflito foi trágico para a Alemanha, pois a entrada dos Estados Unidos na guerra, em 1917, marcou a vitória da Entente, forçando os países da Aliança a assinar a rendição e o Tratado de Versalhes, que impôs aos países derrotados severas restrições e punições. Além da queda do Império, a Alemanha teve seu exército reduzido, sua indústria bélica controlada, perdeu territórios e foi obrigada a pagar pesados tributos aos países vencedores. Hoje, sabe-se que as consequências do Tratado de Versalhes propiciaram o avanço do nazismo e a deflagração da Segunda Guerra Mundial.

A REPÚBLICA DE WEIMAR[8] (1918-1933)

No período da República de Weimar, a população alemã conviveu com desemprego, inflação altíssima[9] e instabilidade política. Grupos de estudantes, em conjunto com os *Freikorps*[10] e outras organizações militares, procuravam derrubar com violência a República e substituí-la por uma forte ditadura militar:

> A situação mundial criada pela Primeira Guerra era inerentemente instável, sobretudo na Europa [...] e portanto não se esperava que a paz durasse. A insatisfação com o *status quo* não se restringia aos Estados derrotados, embora estes, notadamente a Alemanha, sentissem que tinham bastantes motivos para ressentimento, como de fato tinham. Todo partido na Alemanha, dos comunistas na extrema-esquerda aos nacional-socialistas de Hitler na extrema-direita, combinavam-se na condenação do Tratado de Versalhes como injusto e inaceitável. (Hobsbawm, 1995, p. 43)

Berlim foi uma das cidades-centro desses anos instáveis, envolvida numa guerra civil entre tropas leais ao governo e os revolucionários, situação que permaneceu até o final da República de Weimar.

Em 1919, em virtude da dificuldade de viver em Berlim, Perls mudou-se para Freiburg, considerada uma cidade pacífica, para terminar seus estudos. Matriculou-se na Albert Ludwig Universität, no semestre que duraria de maio a agosto de 1919, porém teve de deixar o lugar devido aos violentos combates que lá também ocorreram. A situação de Perls se tornou perigosa por seu envolvimento no Conselho de Soldados e Trabalhadores de Freiburg (Gaines, 1989; Bocian, 2010). Depois desse tumultuado e incompleto último semestre em Freiburg, Perls voltou a Berlim, concluindo finalmente o curso de Medicina em 1919 (seu diploma data de 3 de abril de 1920).

Em 1921, terminou sua especialização em Neurologia na Policlínica Neurológica Toby Cohn, tendo como supervisor Karl Bonhoeffer. Na ocasião, escreveu (1993, p. 6): "Médico. Inquieto. Não desejo estabelecer-me. O tio doutor ridiculariza a ideia de desejar curar uma doença conversando. Mas almas espertas (você-Eu) precisam de orientação. Tateante acesso à psiquiatria com drogas, choques, hipnoses e falação. Confuso".

Nos anos seguintes, Perls participou intensamente da vida cultural e boêmia em Berlim, entrando em contato com inúmeras vanguardas artísticas e revolucionárias[11]. Além das ideias de Marx, predominavam nos debates os conceitos filosóficos e políticos de Gustav Landauer, um dos principais pensadores anarquistas alemães. Para Bocian (*ibidem*) Landauer, com a obra *Call for socialism*, influenciou sobremaneira os intelectuais judeus alemães, lançando as bases do ideal pacifista e do socialismo liberal/anarquista – o anarcossocialismo. Suas ideias tiveram também grande repercussão em Fritz Perls e influenciaram alguns de seus ideais, como o pacifismo, a vida comunitária cooperativa e a liberdade.

Nas artes, o movimento da Escola Bauhaus – de design (a primeira no mundo), artes plásticas e arquitetura de vanguarda – foi, na Alemanha, entre 1919 e 1933, uma das mais importantes expressões do modernismo nessas áreas. Seus adeptos acreditavam em uma nova unidade oriunda do encontro de várias artes e movimentos, porém ancorada individualmente nas potencialidades de cada um. Além de admirar esse movimento, Perls reproduziu seus ideais no Instituto Esalen e em Cowichan, transformando-os em locais que congregassem pessoas de vários movimentos em busca de terapias que desenvolvessem o potencial humano.

Outra forte influência relatada por Perls foi o Expressionismo, movimento do qual ele participou ativamente. Pregando uma nova forma de entender a arte, aglutinou diversos artistas de várias tendências, formações e níveis intelectuais, abrangendo arquitetura, artes plásticas, literatura, música, cinema, teatro, dança e fotografia.

O Expressionismo surgiu como reação ao positivismo, propondo uma arte pessoal e intuitiva, na qual predominasse a visão interior do artista, a "expressão", em oposição à mera observação da realidade. A busca da experiência individual é vista como legítima e singular – e, por isso, considerada a única verdadeira. Identificamos aqui uma das mais fortes concepções que Perls adotará até o final de sua vida, tanto teoricamente como nas relações pessoais, que se reflete nas frases cunhadas por ele: "Uma rosa é uma rosa é uma rosa. Eu sou o que sou, e neste momento não posso ser diferente do que sou", "Você é você e eu sou eu" (1979, p. 17).

Taylor (*apud* Bocian, 2010, p. 115) aponta nomes e atividades de vários expoentes ligados ao Expressionismo: "Na verdade, se Otto Gross foi o teórico psicanalista expressionista, e Kurt Hiller seu ativista político, então Friedlaender foi seu filósofo".

Friedlaender, também conhecido pelo pseudônimo de Minona, era uma figura proeminente e de grande influência sobre a classe intelectual e artística de Berlim. Em torno dele aconteciam encontros frequentes, com acalorados debates sobre suas ideias, em cafés e ateliês. Seu livro *Schöpferische Indifferenz* [Indiferença criativa], publicado em 1922, teve grande impacto sobre Perls.

Outro movimento importante na vida cultural alemã foi o Dadaísmo[12], que buscava romper com as formas de arte tradicional. Foi fundamental para a Gestalt-terapia a concepção dadaísta de simultaneidade da percepção, que, aliada à teoria da relatividade de Einstein, sustentava que as coisas só são compreendidas no seu contexto e em relação com outras. Tal concepção serviu como base conceitual para a afirmação da Gestalt-terapia como método contextual. O Dadaísmo buscava expressar a falta de sentido e a quebra com o tradicional, tendo por princípio a busca da ilogicidade, o não racional e o espontâneo, expressos por meio da irreverência artística, da crítica ao capitalismo e ao consumismo, da ênfase no absurdo e de seu forte caráter pessimista e irônico. Também importante foi o grupo Die Brücke (A ponte). Inserido no movimento expressionista, procurava transformar a arte em meio de expressão das contradições sociais.

Essa explosão dos movimentos intelectuais e artísticos, muitas vezes de forma contraditória, refletiu-se para além do campo cultural. No campo da filosofia, especialmente marcante em Berlim são as ideias dos filósofos Friedrich Nietzsche, Henri Bergson e Georg Simmel – dedicados ao estudo de uma "filosofia da vida". A *Lebensphilosophie* procurava tudo aquilo que pudesse fomentar um entusiasmo autêntico e vital pela vida, propondo-se a desmascarar as fundações morais, religiosas, educacionais e filosóficas da cultura ocidental que impediam os indivíduos de viver as potencialidades humanas em sua plenitude (Bocian, 2010). As ideias de Nietzsche influenciaram as gerações seguintes e enfatizavam a necessidade de desconstruir tudo que parecesse ser uma firme realidade, inclusive a si próprio.

Para Bocian (*ibidem*), as concepções de Friedlaender se apoiavam no pensamento de Nietzsche, sobretudo em sua interpretação da necessidade de engajamento em atividades autocriativas e da liberdade para fazê-lo, o que acredito ter influenciado Perls.

De Bergson destaca-se a ideia, fundamental nos trabalhos de Perls, de que a intuição e a experiência imediata são mais significativas para o entendimento da realidade do que o racionalismo e a ciência.

Como vimos, podemos vincular Perls a ideias e ideais expressos nas obras de intelectuais, filósofos, artistas etc. Tal influência é notada em sua luta contra o capitalismo, o consumismo e a hipocrisia dos costumes, bem como em sua crítica à burguesia.

A PSICANÁLISE: UM NOVO MUNDO

Em 1925, Perls tem seu primeiro contato com a psicanálise, com a qual permanecerá envolvido nas próximas duas décadas. Foi em Berlim que ele iniciou a análise com Karen Horney, com grandes expectativas de resolver seus conflitos. A decisão de se submeter à análise se deveu a motivos pessoais: uma relação conturbada com a mãe, ódio ao pai que o desprezava e uma ligação amorosa com uma mulher casada que começava a dar problemas.

Interessado pela análise, Perls decidiu tornar-se psicanalista seguindo a formação no renomado Instituto de Psicanálise de Berlim (BPI, na sigla em alemão), do qual Karen era secretária. Ela influenciou várias das decisões de Perls e também suas ideias. Karen Horney esteve envolvida na criação do primeiro instituto de psicanálise, tendo adotado um caminho teórico orientado para temas como culturalismo (em oposição ao universalismo), autorrealização, reconstrução do self e autonomia do eu. Estes três últimos temas estarão presentes em todo o percurso teórico e prático de Perls, bem como a relação entre cultura e indivíduo para determinar saúde e doença.

Deve-se ressaltar que a Alemanha, por meio da Associação Psicanalítica de Berlim, tornou-se um dos centros mais poderosos da implantação da psicanálise na Europa. Isso se deu em virtude da emigração para Berlim de analistas de vários países da Europa, em razão da derrota dos impérios centrais após a Primeira Guerra Mundial.

Segundo Gay (2012), o BPI foi o primeiro instituto a oferecer um treinamento completo em psicanálise, o que fez dele "um verdadeiro laboratório de formação de terapeutas", que desempenhou "durante dez anos um papel considerável na elaboração dos princípios da análise didática, servindo de modelo para todos os outros institutos posteriormente criados [...]" (Roudinesco e Plon, 1998, p. 57).

Em sua autobiografia, Perls só se referiu a seus analistas de forma muito superficial e não mencionou os cursos que realizou, mas sabemos que foi no BPI que Perls iniciou sua formação, obtendo o título de analista e analista didata da International Psychoanalytical Association (IPA) em 1934, quando completou todas as exigências do curso de formação da época.

Segundo Gay (2012), a partir de 1923, a formação analítica do BPI exigia três prescrições: 1) análise didática, que consistia na psicanálise de quem se destinava à profissão de psicanalista; 2) ensino teórico, que abrangia teoria geral da psicanálise, sonhos, técnica, ensino do conhecimento analítico para o clínico geral e tópicos especiais, como a aplicação da psicanálise ao direito, à sociologia, à filosofia, à religião e à arte; 3) supervisão, que designava o controle ou supervisão da psicanálise conduzida com um paciente por um psicanalista que se encontrava em análise didática.

O tempo mínimo exigido para uma formação em psicanálise era de dois anos, e no mínimo mais 12 meses para análise de formação, o que geralmente se estendia por mais tempo. Perls cumpriu todos os requisitos do curso em um tempo excepcionalmente longo em virtude de percalços que examinaremos no momento oportuno. Para um homem que granjeou a fama de impaciente ao longo da vida, parece incrível sua persistência em enfrentar todos os contratempos até finalizar sua formação analítica.

FRANKFURT: SEMENTES TEÓRICAS E EXPERIMENTAIS

PERLS FOI ENCAMINHADO POR Karen Horney para continuar sua formação analítica em Frankfurt, que se tornara outro grande polo de influência. Se Berlim era fervilhante artística e culturalmente,

FÁDUA HELOU

Frankfurt constituía um centro acadêmico de excelência[13]. Perls (1979, p. 237, grifos do autor) descreve assim essa escolha: "Karen Horney, minha analista em Berlim, me aconselhou a sair de lá *e* continuar minha análise com Clara Happel, uma de suas discípulas. *E* o trabalho de Goldstein me atraía *e* os grupos existenciais *e* Frankfurt em si, que na época era uma cidade bonita e cheia de cultura". Assim, Perls muda-se para Frankfurt em setembro de 1926, onde permanece até setembro do ano seguinte.

O Instituto de Psicanálise de Frankfurt (FPI, na sigla em alemão), fundado por Karl Landauer e Heinrich Meng em 1929, mostrou-se mais aberto aos debates teóricos do que o Instituto de Berlim, pois não tinha o compromisso de formar didatas. Sendo a única instituição psicanalítica alemã a difundir cursos na universidade, sua ênfase na reflexão intelectual colocou-o em destaque (Roudinesco e Plon, 1998).

De acordo com Laura Perls (1992), nessa época a Universidade de Frankfurt era a maior vanguarda universitária da Alemanha, e talvez até da Europa. Nesse ambiente de estudos e pesquisas, Perls passou a trabalhar como neurologista enquanto continuava seu treinamento psicanalítico. Perls trabalhou no Hospital para Soldados com Lesão Cerebral, dirigido pelo neurologista Kurt Goldstein e pelo psicólogo da Gestalt Adhémar Gelb, em pesquisas que buscavam tratar os sobreviventes das sequelas oriundas da guerra de trincheiras. Nesse contexto, entrou em contato com as ideias do livro *Holism and evolution* (1926/1996), de Smuts, com as pesquisas dos psicólogos da Gestalt e com os estudos de Kurt Lewin sobre o "campo"[14]. Como veremos, é por meio de uma releitura de Smuts e Goldstein que Perls elaborará sua revisão da psicanálise.

A mudança para Frankfurt também é significativa porque coloca nosso biografado em contato com o pensamento político de esquerda dentro do movimento psicanalítico, o que será muito marcante para ele. Enquanto Berlim continuava "sendo pioneira de um certo conservadorismo político e doutrinário

38

FREDERICK PERLS, VIDA E OBRA – EM BUSCA DA GESTALT-TERAPIA

[...], Frankfurt se tornou o lugar da reflexão intelectual, dando origem à corrente da 'esquerda freudiana', sob a influência de Otto Fenichel" (Roudinesco e Plon, 1998, p. 11).

Também foi notável a presença do Instituto de Pesquisa Social, conhecido como Escola de Frankfurt, com o qual o Instituto de Psicanálise de Frankfurt estabeleceu uma colaboração intensa. Entre seus membros mais proeminentes estavam Max Horkheimer (filósofo, sociólogo e psicólogo social), Theodor Adorno (filósofo, sociólogo, musicólogo), Erich Fromm (psicanalista), Herbert Marcuse (filósofo) e Walter Benjamin (ensaísta e crítico literário). A teoria crítica criada e desenvolvida por esses pesquisadores apoiava-se simultaneamente na psicanálise, na fenomenologia e no marxismo. Assim, as pesquisas teóricas e experimentais de Frankfurt trouxeram contribuições que mudaram o cenário acadêmico do século XX e propiciaram a Perls as ferramentas teóricas necessárias para que ele elaborasse as revisões epistemológicas que aparecerão nas obras de 1942 e 1951.

Não se pode deixar de mencionar que foi no Instituto de Goldstein, em um de seus seminários, que Perls conheceu Laura Posner, aluna de Wertheimer e Adhémar Gelb no curso de Psicologia na Universidade de Frankfurt. Eles se casaram em 1930, mantendo durante toda a vida uma relação de cumplicidade e conflito[15].

VIENA: FORMAÇÃO QUASE COMPLETA

EM SETEMBRO DE 1927, encaminhado por Clara Happel, Perls mudou-se para Viena, onde viveria até março de 1928, a fim de completar a última etapa de sua formação psicanalítica[16] por meio da prática analítica com supervisão e de seminários oferecidos no Instituto Psicanalítico de Viena (WPV, na sigla em alemão).

Segundo Roudinesco e Plon (*ibidem*, p. 775), "Viena foi nesse tempo uma das mais férteis matrizes da cultura a-histórica de nosso século, rompendo os laços com a perspectiva histórica através da música, filosofia, economia, arquitetura e, é claro, da psicanálise [...]".

No WPV, Perls fez a análise de controle (supervisão) com Helen Deutsch, diretora do Instituto, e com Eduard Hitschamnn, diretor da clínica psicanalítica para pacientes externos. Como parte do programa, ele participa do atendimento analítico desses pacientes e frequenta a programação dos Seminários Teóricos do Instituto de Formação Psicanalítica da Associação Psicanalítica de Viena. Entre eles, os de Otto Fenichel, Paul Federn, Anna Freud e, talvez o mais importante, Wilhelm Reich (Bocian, 2010). O seminário Análise Infantil de Anna Freud parece ter inspirado Perls a escrever sua primeira obra, que tratava do trabalho do ego. Anna foi pioneira no tema, pois acreditava que no tratamento das crianças não seria possível uma verdadeira análise, com exploração do inconsciente, devido à falta de maturidade do superego. Bocian (*ibidem*) lembra que tanto Fritz quanto Laura afirmavam que, no âmbito da psicanálise, a expressão pela atividade e pela atuação era utilizada em análise com crianças. Por isso, o autor acredita que Anna Freud teve influência direta sobre Perls na criação do método em Gestalt-terapia: "Esta foi, sem dúvida, uma das fontes dos métodos ativos, criativos e experienciais da Gestalt-terapia" (*ibidem*, p. 207).

Desse período em Viena[17], destaca-se ainda o Seminário de Técnica Psicanalítica de Viena ou Seminário de Técnica Psicanalítica de Wilhelm Reich. Dirigido pelo próprio por seis anos, consistia em discussões de casos referentes aos atendimentos dos pacientes externos da clínica do Instituto de Formação. Reich os dirigia com informalidade e espontaneidade. Havia "dois temas principais, o estudo dos problemas de resistência individualizados e o estudo das razões dos fracassos analíticos, até então considerados resultantes da inexperiência ou erros individuais e não consequências das limitações técnicas" (Albertini, 2011). Perls frequentou o seminário por dois anos.

Assim o encontro de Perls com Reich se deu em 1927, em Viena, e não em 1930, em Berlim, conforme relatado em alguns livros. Mais que isso, durante esse período em Viena, Perls teve contato com a teoria e com a supervisão/discussão de casos, diretamente com Reich. Em virtude de seu engajamento político com a extrema-esquerda, Reich sofreu uma intensa campanha de difamação que "o perseguiria até a Noruega", onde ele se refugiou devido ao nazismo (Roudinesco e Plon, 1998, p. 652). Ainda na avaliação dos autores (*idem*), "foi realmente em razão de sua adesão ao comunismo, e não por uma discordância técnica e doutrinária, que Reich foi perseguido pelo movimento freudiano, pelo próprio Freud [...]". Perls não se refere à repercussão dessa campanha sobre si, mas a história mostra que cada vez mais ele se afastava do movimento psicanalítico clássico e se alinhava aos pensadores dissidentes.

Perls, admirador de Marx e das ideias de esquerda desde o tempo da República de Weimar, identificou-se sobretudo com as ideias de Reich que em 1930 seriam expressas no livro *A psicologia de massas do fascismo*. Nele, Reich coaduna o pensamento marxista às descobertas freudianas: o fascismo, ainda incipiente, é entendido como reação inconsciente coletiva à opressão sexual internalizada por milênios numa sociedade patriarcal. Será fundamental para Perls a ideia de que a repressão das forças agressivas no homem cria um indivíduo submisso que se adapta à ordem autoritária, apesar do sofrimento e da humilhação, gerando uma mentalidade reacionária e o medo de liberdade[18].

Assim, Perls comungava das ideias de Reich no âmbito da psicanálise e da política, partilhando os mesmos ideais libertários. Seus escritos evidenciam a influência das concepções reichianas da construção de defesas do ego diante de adversidades externas e, com isso, a formação de couraça muscular; formação de caráter como defesa; corpo como local de resistência – expressão do caráter do indivíduo corporalmente sob a forma de rigidez mus-

FÁDUA HELOU

cular; interesse maior pelas formas de inter-relação entre o físico e o mental do que pelo conteúdo propriamente dito; e, muito importante, o social e político como fator neurotizante. Voltando à história, em novembro de 1928[19], Perls já havia completado as etapas previstas na formação psicanalítica. Para finalizá-la, teve uma entrevista de avaliação com Max Eitingon, descrita assim em carta a Laura (*apud* Bocian, 2010, p. 182):

> Ele recomendou que eu continuasse com um pouco mais de análise e supervisão, de forma a adquirir uma estabilidade permanente. Eu recebi uma ordem definitiva hoje. Análise com Harnik e supervisão com Fenichel. Mas eu poderei usar os casos dos meus pacientes particulares para a supervisão. De outra forma não seria possível. [...] Acredito que eu terminarei [a formação], de uma vez por todas, em meio ano.

As indicações de Eitingon foram infelizes, e penso que, em longo prazo, o adiamento da formação psicanalítica de Perls cobrou seu preço. A técnica de Harnik, baseada na análise passiva como modo de intervenção do analista, incluía abstinência emocional e ausência de contato – nas palavras de Perls (1979, p. 64), era "uma experiência catatônica que se tornou insuportável", deixando-o num "estado de estupidez e covardice moral". Além disso, Harnik afirmava que "o terapeuta tem que estar livre de complexos, ansiedade e culpa". Segundo Perls (*ibidem*, p. 65--66), ironicamente isso significava:

> [...] cinco vezes por semana, deitado no divã, sem ser analisado. [...] ele não apertava a mão (o que era ponto pacífico na Alemanha) nem quando eu chegava nem quando eu ia embora. Cinco minutos antes do fim da hora ele raspava o chão com o pé para indicar que o tempo que me cabia estava terminando. O máximo que falava era uma sentença por semana.

Perls não se refere com frequência a Fenichel, seu supervisor, considerando-o confuso. Porém, ele poderia ter sido o contraponto a Harnick na formação de Perls, pois representava a esquerda freudiana, sendo considerado ao mesmo tempo dissidente e antiautoritário. Porém, Fenichel representou na prática, segundo Roudinesco e Plon (1988, p. 230), uma posição crítica tanto "à política conservadora de Ernest Jones [...] quanto ao biologismo reichiano e ao culturalismo dos neofreudianos", contrariando importantes influências do pensamento perlsiano naquela época. Em 1930, diante da insistência de Perls em se casar com Laura, Harnik o advertiu de que se agisse assim a análise cessaria. Perls optou por se casar[20] e, para seu alívio, o processo foi interrompido. Porém, teve de postergar o fim da sua formação. Ele se uniu a Laura Posner em 23 de agosto de 1930. Meses antes, já se preparando para o casamento, alugara um espaçoso apartamento onde instalou o Instituto para sua prática como psicanalista e neurologista. Perls contava na ocasião com vários clientes particulares em análise, e sua prática como neurologista parece também ter florescido (Bocian, 2010). Em 1931, nasce Renate, a primeira filha do casal.

Porém, diante do fracasso da análise com Harnik, Perls corria o risco de não concluir sua formação. Assim, recorreu a Karen Horney, que indicou Reich como analista. Este se mudara recentemente para Berlim e, apesar da polêmica em torno de suas divergências, passara a integrar a Sociedade Psicanalítica. Assim, Perls aceita a sugestão de Karen e inicia a análise com Reich em 1930 – o que lhe trará problemas, pois Reich já enfrentava a perseguição da IPA. Sobre essa experiência, Perls (1979, p. 55) declara:

Eu não estava pronto para desistir da psicanálise [...] Reich era vital, vivo, rebelde. Ávido por discutir qualquer situação, especialmente política e sexual. E ainda assim, é claro, ele analisava e fazia os usuais jogos de justificativas genéticas. Mas, com ele, a importância dos fatos começa a definhar. O interesse nas atitudes passou mais para o primeiro plano.

Dos quatro analistas que teve, Perls considerou Reich o melhor. A análise somente foi interrompida com a fuga de Reich, em 1933, para a Noruega. Diante desse fato, mais uma vez, Perls não consegue se formar, e a Associação Psicanalítica Alemã o obriga a reiniciar o processo. Todos os analisandos de Reich seriam submetidos a um controle estrito, visto as diferenças de posicionamento político e teórico entre Reich e a Associação (e Freud) – diferenças que culminariam em seu traumático processo de expulsão. Perls atendeu a essa exigência já em Amsterdã, para onde fugira.

Perls e sua geração depararam com a iminência de outra guerra mundial e com os sinais do início da perseguição aos judeus. Assim como aconteceu no campo artístico, filosófico e científico, o advento do nazismo esvaziou a Alemanha de quase todos os seus psicanalistas, acelerando o processo de emigração já em marcha que atingiu o ápice em 1933. Os que conseguiram emigraram para os Estados Unidos, o que deslocou o centro do poder da IPA para o solo norte-americano. Segundo Jones (1975, p. 733), o ano de 1934 foi "testemunha da fuga dos últimos analistas judeus da Alemanha e da 'liquidação' da psicanálise nesse país"[21].

1933, UM ANO TRÁGICO

EM 30 DE JANEIRO de 1933, o presidente alemão Paul von Hindenburg empossou Adolf Hitler chanceler do Terceiro Reich e o país passou a contar com um único partido político, o Nacional-Socialista. Inúmeras leis de restrição de liberdade e cerceamento dos direitos dos judeus começaram a ser emitidas de forma avassaladora[22].

O dia 10 de maio de 1933 marcou o auge da perseguição dos nazistas aos intelectuais, sobretudo aos escritores. Em toda a Alemanha, principalmente nas cidades universitárias, montanhas de livros foram queimadas em praça pública. Grandes nomes da literatura e das ciências em língua alemã foram perseguidos, tais como Albert Einstein, Stefan Zweig, Heinrich e Thomas Mann, Sigmund Freud, Erich Kästner, Erich Maria Remarque e Ricarda Huch. Aos poucos, os adversários dos nazistas foram sistematicamente perseguidos e presos. Até 1938, cerca de 150 mil judeus alemães (um de quatro) já haviam fugido da Alemanha (Bocian, 2010). Na iminência de uma prisão dessa natureza, Perls fugiu da Alemanha. Atuando no movimento de resistência ao nazismo desde 1931, em 1933 ele foi avisado de que seu nome estava na lista negra do regime. Ele descreve assim sua fuga (1979, p. 55): "Em abril de 1933 eu tinha atravessado a fronteira alemã-holandesa com 100 marcos (25 dólares) escondidos no isqueiro".

A BREVE ESTADA EM AMSTERDÃ

EM AMSTERDÃ, PERLS SE encontrou com inúmeros outros alemães refugiados, a maioria judeus. A família passou a viver em uma casa oferecida pela comunidade judaica, mas mesmo assim as condições eram precárias:

> Nós vivíamos num aperto considerável. A atmosfera, obviamente, era contida. Muitos haviam deixado parentes na Alemanha. Embora as deportações ainda não estivessem em pleno andamento, sentíamos fortemente o perigo. Como a maioria dos refugiados que tinha saído cedo da Alemanha, sentíamos a preparação para a guerra e para os campos de concentração. (*ibidem*)

Com a fuga de Perls, Laura e Renate vão morar com os pais de Laura no interior da Alemanha. Porém, Fritz logo percebeu que, além da perseguição política, começara a se delinear uma perseguição em massa aos judeus. Assim, ele pediu que a mulher e a filha também se mudassem para Amsterdã. Porém, as condições de vida da família tornaram-se ainda mais difíceis, pois

Laura e Perls não conseguiram permissão de trabalho, já que o diploma de médico alemão não era reconhecido na Holanda e a sociedade psicanalítica daquele país não autorizava os judeus alemães à prática.

Perls (1979, p. 55-56) assim descreve suas dificuldades como refugiado:

Achamos um pequeno apartamento num sótão, onde vivemos alguns meses em absoluta miséria. [...]. A vida na Holanda foi difícil, especialmente depois que a minha família chegou e moramos naquele apartamento gelado numa temperatura abaixo de zero. Não tínhamos permissão de trabalho. A valiosa mobília que finalmente conseguimos trazer chegou num carro aberto, seriamente danificada pela chuva. O dinheiro que recebemos pela mobília e pela minha biblioteca não durou muito.

Apesar disso, Perls empenhou-se para completar sua formação psicanalítica. Para cumprir a determinação de Max Eitingon, e do Comitê Internacional de Treinamento, em relação aos analisandos de Reich, ele fez algumas sessões de análise com August Watermann e, mais tarde, com Karl Landauer[23], com quem já tivera contato em Frankfurt. Landauer avaliou Perls positivamente, permitindo-lhe concluir sua formação psicanalítica e se associar à Sociedade Psicanalítica Holandesa (VPN, em holandês). Quando da sua mudança para a África do Sul, Perls já tinha o certificado oficial da IPA de analista didata (Bocian, 2010).

Ao que parece, muitos judeus demoraram a perceber que seriam perseguidos de modo específico na Alemanha e nos países ocupados. Perls lamentou a morte de tantos amigos e conhecidos[24] devido a essa recusa de aceitar a realidade que para ele parecia tão evidente. Inúmeros judeus alemães e austríacos tentaram emigrar para os Estados Unidos, mas não conseguiram vistos, pois o Congresso americano instituíra cotas de imigração e critérios seletivos rígidos. Muitos não conseguiram encontrar outros países dispostos a abrigá-los.

Com o apoio de Ernest Jones, Perls conseguiu a indicação de Freud para fundar na África do Sul o Instituto de Psicanálise de Johannesburgo. Em suas palavras (1979, p. 57):

> Ernest Jones, amigo e biógrafo de Freud, fez um magnífico trabalho pelos psicanalistas judeus perseguidos. Ele tinha um pedido para analista em treinamento em Johannesburgo, África do Sul. Consegui o lugar. Não pedi nenhuma garantia. Não só queria me safar da desesperada situação em Amsterdã, como também previa o futuro. Disse aos meus amigos: "Está chegando a maior guerra de todos os tempos. Nenhuma distância é suficiente entre a gente e a Europa". Na época, eles me julgaram louco, porém mais tarde me cumprimentaram pela previsão.

Dessa forma, em 1934 os Perls deixam a Holanda com destino a Johannesburgo, num exílio que foi a única saída para centenas de milhares de pessoas.

O EXÍLIO

COMO JÁ VIMOS, o livro de memórias do escritor Stefan Zweig, judeu-austríaco, descreve as consequências do exílio e dos fatos que marcaram a Europa a partir de 1933. É nítida a similaridade com a experiência de Perls, porque foi intenção de Zweig falar não só de si, mas de toda uma geração. O trecho a seguir exemplifica a contradição das circunstâncias geradoras desse horror das guerras:

> No período antiguerra, conheci a liberdade individual no seu mais elevado grau e no período a seguir a ele no seu estádio mais baixo de que há memória há séculos: fui livre e escravo, rico e pobre. Todos os cavaleiros do Apocalipse passaram em galope pela minha vida fora: a revolução e a fome, a desvalorização do dinheiro e o terror, as epidemias e a emigração; vi [...] crescerem e expandirem-se as grandes ideologias das massas: o fascismo

na Itália, o nacional-socialismo na Alemanha, o bolchevismo na Rússia, e, sobretudo, essa epidemia de nacionalismo exacerbado que envenenou a flor da nossa cultura europeia. (p. 17)

Perls fala dessa estranha contradição quando narra que participou da Primeira Guerra Mundial lutando como alemão, ao lado dos russos; e da Segunda Guerra, como médico do Exército da África do Sul, ao lado dos aliados, contra a Alemanha: "Vivi os terrores de Flandres, vivi injúrias de sobra, vivi aquela época na Holanda, e muitas outras dificuldades – e ainda não consigo ser racional a respeito disso" (1979, p. 104). Zweig (*ibidem*, p. 13) chama a atenção para o resultado dos vários exílios – o desprendimento de todas as raízes:

> Sou, onde quer que me encontre, um estrangeiro, e, no melhor dos casos, serei um hóspede; até minha pátria propriamente dita, a eleita do meu coração, a Europa, até essa eu perdi, a partir do momento em que ela, pela segunda vez, se despedaçou numa guerra fraticida, que equivale ao seu suicídio.

Ainda segundo Zweig (*ibidem*, p. 14), as pessoas de sua geração vivenciaram mudanças extraordinárias e intensas em curto tempo, o que acarretou a vivência de descontinuidade e desenraizamento temporal com a própria história:

> É tão diferente o meu *hoje* de qualquer dos meus *ontens*, tais foram as minhas subidas e as minhas quedas [...] todas as pontes que existiam entre o nosso *hoje*, o nosso *ontem* e o nosso *anteontem* estão destruídas [...] muitas vezes me parece ter vivido não só uma, mas várias vidas, e todas elas diferentes umas das outras.

Essa desesperança foi tão dramática que levou contemporâneos de Perls ao suicídio, tais como Ernst Toller, Walter Benjamim e o próprio Zweig, entre outros (Bocian, 2010, p. 51).

Com esse espírito desalentador, Perls deixou a Europa em 1934, atento aos rumores de uma nova guerra mundial. Essa vivência de ruptura radical, temporal e cultural, que provocou desapego, liberdade e descompromisso com pessoas, lugares e culturas, foi imposta a toda uma geração de judeus. Apesar disso, Perls levou consigo um legado imaterial das intensas experimentações vividas nos movimentos de vanguarda nessas quatro décadas na Europa.

---

1. Amalie Rund nasceu em 29 de novembro de 1858, em Huta Laury, Silésia (Polônia). Nathan Perls nasceu em 6 de fevereiro de 1857, em Katowice (Polônia). Supõe-se que suas famílias chegaram a Berlim, em data não conhecida, vindas da Prússia, na Polônia ocupada (Bocian, 2010, p. 45-46). Tiveram três filhos: Elisabeth (Else), Friedrich Salomon (Fritz) e Grete.

2. Elias (1997, p. 60-61) cita as peculiaridades da estrutura institucional alemã, existente entre 1871 e 1918: "A unificação dos Estados alemães, a elevação do rei da Prússia a imperador (*Kaiser*) da Alemanha e a promoção de Berlim a capital da Prússia, a capital do *Kaiserreich*". Elias também destaca que a classe dominante tradicional alemã, os príncipes e a aristocracia, reteve a supremacia no recém-unificado *Kaiserreich*, embora o poder da burguesia tenha sido fortalecido.

3. Stefan Zweig, escritor, novelista, romancista e historiador, foi contemporâneo de Perls. *O mundo de ontem* (1970) é uma tocante memória de sua vida, do período pré-1914 a setembro de 1939. Seu depoimento é útil pelo testemunho pessoal dos acontecimentos europeus no período de Perls na Europa na perspectiva de um intelectual judeu europeu.

4. The Gestalt Journal Press, em sua publicação "News and Notes" de 1º/11/2012, informa que em 12 de outubro de 2012, em uma cerimônia oficial, com autoridades berlinenses e americanas, a casa de Perls em Berlim, na Schoeneber Ansbacher Strasse 31, recebeu uma placa em sua memória.

5. Assim que melhorou de vida, Nathan Perls se mudou com a família para um bairro vizinho, o Kurfürstendamm. Nessa vizinhança moraram outros judeus de renome, tais como Albert Einstein, Wilhelm Reich, Erich Fromm e Otto Fenichel (Bocian, 2010).

6. Nathan Perls fundou lojas maçônicas não oficiais em mais de 15 cidades alemãs, dedicadas aos judeus, aos cristãos e mulheres. Bocian (*ibidem*) compara essa atividade de Nathan em relação à maçonaria com o périplo de Perls, nos Estados Unidos, ao fundar institutos de Gestalt-terapia, e com o sonho de ambos de ver surgir uma comunidade fraterna e humana, independentemente de nacionalidade, raça e religião.

FÁDUA HELOU

7. Para detalhes do currículo e do método da escola, bem como a relação de Perls com a disciplina e as atitudes antissemitas, veja Bocian (2010, p. 57-60), que também descreve dificuldades escolares similares enfrentadas por Einstein, George Grosz, John Heartfield, Bertold Brecht e Kurt Tucholsky.

8. República federal com democracia parlamentar instalada em 1919, com o fim do Império. Nominalmente Weimar existiu até 1945, mas na prática terminou em 1933, com o início do Terceiro Reich e a nomeação de Hitler como chancelar.

9. "A grande zona de derrota e convulsão, da Alemanha no Ocidente à Rússia soviética no Oriente, testemunhou um espetacular colapso do sistema monetário. [...]. No caso extremo, a Alemanha em 1923 – a unidade monetária foi reduzida a um milionésimo de milhão de seu valor de 1913, ou seja, na prática o valor da moeda foi reduzido a zero." (Hobsbawm, 1998, p. 94)

10. Elias (1997, p. 8) descreve a formação das temidas e brutais *Freikorps*, brigadas militares de voluntários utilizadas para "desestabilizar a República de Weimar, na luta para restabelecer um governo autoritário através do terrorismo". Esse autor (*ibidem*, p. 175) esclarece que "a maioria das pessoas que faziam fila para aderir aos *Freikorps* tinham sido jogadas no desemprego". A maioria dos terroristas [...] eram oriundos de famílias de classe média, estudantes e "jovens oficiais da derrotada força armada alemã" (*ibidem*, p. 172). Elias (*ibidem*) diz que "é difícil fazer uma estimativa de quantas pessoas foram assassinadas como politicamente indesejáveis por membros dos *Freikorps* e das associações estudantis que com eles colaboravam estreitamente, nos primeiros anos da República de Weimar".

11. Perls participou intensamente do Círculo Boêmio de Berlim, especialmente o Círculo Mynona-Segal que tinha como ponto de encontro os ateliês dos artistas, o Café do Oeste e mais tarde o Romanische Café. Entre os jovens intelectuais frequentadores havia Martin Buber, Walter Benjamin, Gustav Landauer, George Grosz, os irmãos Wieland e Helmut Herzfelde, Else Lasker-Schüler, Ludwig Meidner e Salomon Friedlaender, entre outros filósofos, escritores, psicanalistas e artistas de várias áreas (Bocian, 2010, p. 84, 117, 118).

12. O movimento surgiu em Zurique, Suíça, em 1916, durante a Primeira Guerra Mundial, no meio de escritores, poetas e artistas plásticos, e depois se espalhou por Berlim, Barcelona, Colônia, Hanôver, Nova York e Paris. Nomes de destaque de várias nacionalidades: Tristan Tzara, Marcel Duchamp, Hans Arp, Julius Evola, Johannes Baader, Raoul Hausmann, Marcel Janco, entre outros. Muitos de seus seguidores deram início posteriormente ao Surrealismo e seus parâmetros influenciam a arte até hoje. Buscavam expressar a falta de sentido e a quebra com o tradicional, tendo por princípio a busca da ilogicidade, o não racional e o espontâneo, com forte caráter pessimista e irônico.

13. Em 1918, as faculdades e universidades alemãs se abriram totalmente, pela primeira vez, para judeus, o que atraiu para Frankfurt um número grande de acadêmicos.

14. Goldstein e Lewin ainda não tinham seus experimentos e conclusões traduzidos em livro. Goldstein irá escrever "Teoria organísmica", no início do seu exílio, em 1933, na

Holanda. Lewin não escreveu em vida nenhum livro, apesar de extremamente produtivo com inúmeros artigos publicados, material que foi organizado e publicado em livro em 1935 e 1946.

15. Laura (Lore) Posner Perls (Pforzheim, 1905-1990) foi cofundadora da Gestalt-terapia e do Instituto de Gestalt de Nova York. Casou-se com F. Perls em 1930. Obteve o doutorado em Psicologia em 1932, em Frankfurt. De 1928 a 1933 fez formação psicanalítica em Frankfurt, Berlim e Amsterdã, atuando como psicanalista de 1934 a 1947, em Johannesburgo. Atuou na prática clínica em Nova York de 1947 a 1973. Formou profissionais em Gestalt-terapia nos Estados Unidos, no Canadá e na Europa até sua morte (L. Perls, 1992).

16. Laura Perls (*ibidem*), que também estava em análise com Clara Happel, diz que a interrupção do processo se deu porque Happel se mudaria para Hamburgo a fim de trabalhar com August Waterman na fundação de um grupo de estudos psicanalíticos (Roudinesco e Plon, 1998). Perls sabia disso, mas pareceu interpretar o término da análise como abandono. Décadas depois, ainda mostrava ressentimento para com o fato – o mesmo ressentimento demonstrado inúmeras vezes para com Freud.

17. Também em Viena, Perls foi assistente num hospital psiquiátrico, tendo como chefe Wagner-Jauregg, Prêmio Nobel de Medicina em 1937.

18. Em seu primeiro livro, Perls tratará da importância vital das forças agressivas, considerando-as instinto de autopreservação e tirando-lhes a especificidade sexual encontrada no pensamento de Reich. Estudará ainda as consequências da repressão dessas forças como fator de desintegração pessoal. Um dos temas relevantes em toda sua obra será a recuperação da espontaneidade por meio da reintegração das forças agressivas, inicialmente, para depois se estender à reintegração de todas as forças reprimidas socialmente, dentro do contexto cultural de cada época.

19. De abril a junho de 1938 Perls retornou a Frankfurt, para em seguida voltar para Berlim, onde passa a atuar como neurologista e psicanalista.

20. Harnik também era analista de Laura e igualmente a proibiu de se casar com Perls, receoso de que a união a impedisse de terminar sua tese de doutoramento, o que não ocorreu. Mais tarde, em sua autobiografia, Perls afirmará que Laura o pressionou ao casamento.

21. Para Jones (1975) foi significativa a queima dos livros de Freud e de outros escritos psicanalíticos, em Berlim, em fins de maio de 1933, assim como a proibição de que os judeus participassem de qualquer conselho científico. Nesse mesmo ano, a Sociedade Alemã de Psicoterapia passou a ser controlada pelos nazistas.

22. Em 1933, uma série de leis foi promulgada limitando a participação judaica na vida pública alemã (Parágrafo Ariano). De 1933 a 1939, o governo alemão publicou mais de 400 decretos e regulamentações, que restringiam todos os aspectos da vida pública e privada dos judeus. Para mais informações, consulte: <http://www.ushmm.org>. Acesso em: 14 mar. 2013.

FÁDUA HELOU

23. Karl Landauer, judeu alemão de Munique, fez análise com Freud e aderiu à Wiener Psychoanalytische Vereiningung (WPV). Depois se instalou em Frankfurt, onde se ligou a vários filósofos, especialmente Max Horkheimer de quem foi analista. Era um nome de destaque no meio psicanalítico. Em 1933, emigrou para os Países Baixos, onde entrou em disputa com os psicanalistas neerlandeses que não quiseram integrá-lo à sociedade psicanalítica (Nederlandse Vereninging voor Psychoanalyse - NVP). Landauer não deixou a Holanda, e veio a ser preso em 1943 juntamente com Waterman. Foi deportado para o campo de extermínio de Bergen-Belsen, onde morreu em janeiro de 1945 (Roudinesco e Plon, 1998, p. 460).

24. Sobre o destino dos outros membros da família de Perls, seu pai, Nathan, morreu de causas naturais em 1933; sua irmã mais nova, Grete, emigrou com a família, depois do funeral do pai. A mãe de Perls, Amalie, e a irmã mais velha, Elisabeth, foram enviadas ao campo de concentração de Theresienstadt em 1942. Nesse mesmo ano, Amalie faleceu aos 83 anos e Elisabeth foi considerada desaparecida. Duas irmãs e um irmão de Amalie também faleceram em campos de concentração (Bocian, 2010).

2. África do Sul, 1934-1946

UM PERÍODO DE REFRIGÉRIO

PERLS (1993, P. 6) assim descreve sua chegada ao continente africano: "1934 – Um prematuro refugiado do regime de Hitler. Ainda profundamente envolvido com a análise ortodoxa, fui ensinar o evangelho freudiano na África do Sul[1]. Ainda confuso".

É consenso entre os autores que os 12 anos passados na África do Sul foram determinantes na mudança teórica e prática que Perls experimentou em relação à psicanálise (Bocian, 2010; Kiyan, 2006; Shepard, 1978; Ginger e Ginger, 1995). Shepard, por exemplo, analisa que a distância geográfica da Europa e o isolamento cultural de outros analistas permitiram a Perls adquirir um estilo mais pessoal, flexível, aberto e experimental. Nesse período, ele se aproximou de temas que já haviam lhe chamado a atenção. Além da teoria do holismo proposta por Smuts, Perls se aprofundou nos estudos da semântica geral de Alfred Korzybski, passando a citá-lo com frequência e a colaborar regularmente na *Revue de Sémantique Générale* (Ginger e Ginger, 1995).

Em 1935, Fritz e Laura fundaram e passaram a dirigir o Instituto de Psicanálise de Johannesburgo[2]. Nesse mesmo ano nasceu seu segundo filho, Steve[3]. Esse período é assim descrito por Laura (*apud* Gaines, 1989, p. 41):

Fritz esteve na África do Sul quase 13 anos e eu quase 14. Ambos traba-

FÁDUA HELOU

lhamos como terapeutas em clínica privada, exceto entre os anos de 1942--1946, no período em que Fritz era psiquiatra do exército. Começamos então a trabalhar com um grupo psicanalítico e também a treinar umas poucas pessoas.

O país também atraiu Perls porque tinha como primeiro--ministro Jan Christiaan Smuts (1870-1950)[4], a quem Perls conheceu pessoalmente. Político, estadista, filósofo e militar, Smuts é considerado o fundador do holismo por seu livro *Holism and evolution*, publicado em 1926. A obra, traduzida para o alemão por Alfred Adler[5], era estudada pelos alunos de Goldstein em Frankfurt e teve grande impacto sobre Perls, sobretudo no que se refere à sua reformulação da teoria e da prática psicanalítica[6].

É com certo estranhamento que se constata que na África do Sul Perls não se engajou em nenhum movimento político e artístico de maior significado, como fez na Europa. Lembrando Zweig, compreende-se que Perls chegou ao país como exilado, desenraizado, após um período de privação e perseguição. Embora não ignorasse as marcantes desigualdades, sobretudo a discriminação racial, em sua autobiografia há somente uma referência superficial ao assunto. Tem-se a impressão de que Perls viveu alheio às disparidades sociais e econômicas da África do Sul.

Enquanto a Europa se desintegrava, Perls encontrou na África do Sul um refúgio excepcional. Ali, viveu um período de tranquilidade como até então não havia experimentado, usufruindo das benesses de um país com leis e condições favoráveis à população branca. Sob a liderança de Smuts, deu-se um grande desenvolvimento, contando com um excepcional sistema de saúde, educação e previdência social.

Em sua autobiografia, Perls (1979, p. 58-59) descreve uma vida muito confortável nesse país, alcançando uma estabilidade econômica e desfrutando de benefícios, o que contrastava com sua vida anterior:

Dentro de um ano [na África do Sul], construímos a primeira casa estilo Bauhaus, com quadra de tênis e piscina, uma enfermeira (tivemos outro filho), uma governanta, e dois criados nativos. [...] Durante os anos seguintes, pude me envolver numa série de passatempos: tênis e tênis de mesa. Tirei minha licença de piloto. [...] Meu maior prazer era estar sozinho no avião, desligar o motor, e descer planando naquele magnífico silêncio e solidão. [...] Também tínhamos um enorme ringue de patinação no gelo. Eu adorava dançar no gelo. [...] Excursões pelo oceano, nadar nas ondas mornas do Oceano Índico, abundância de animais selvagens para observar, fazer filmes em pequena escala, dirigir peças (eu tinha estudado com Max Reinhardt) e [...] visitas a curandeiros, algumas invenções, aprender a tocar viola, uma valiosa coleção de selos, alguns casos amorosos muito satisfatórios e outros menos satisfatórios, formação de algumas amizades muito calorosas e duradouras. [...] Que diferença da vida anterior! Eu sempre tinha ganhado bastante dinheiro e sempre me envolvi em muita coisa, mas nunca desse jeito. Foi uma explosão de atividade, e de ganhar e gastar dinheiro.

Foi nesse oásis que ele elaborou a tese das "resistências orais", apresentada em um congresso na Tchecoslováquia em 1936. A viagem à Europa para participar desse evento teve tal impacto na vida de Perls que merece um olhar mais cuidadoso.

MARIENBAD

SOBRE ESSE FATO, PERLS (1979, p. 70) diz que foi "designado para dar uma palestra na Tchecoslováquia". Não se sabe de quem partiu tal designação, mas o fato é que em agosto de 1936 ele participou do emblemático XIV Congresso Internacional de Psicanálise da IPA em Marienbad (Mariánské Lázně), antiga Tchecoslováquia[7]. Com um trabalho sobre resistências orais, Perls encontrou profundas discordâncias às suas ideias, embora tenha recebido a simpatia de Ernest Jones: "O veredito 'todas as resistências são anais' me deixou bestificado. Eu quis contribuir com a teoria psicanalítica, mas não percebi, na época, quão revolucionária era a palestra, e quanto ela balançaria e até mesmo invalidaria alguns fundamentos básicos da teoria do Mestre" (Perls, 1979, p. 61).

Nesse evento, Perls reencontrou Reich e em seguida visitou Freud em Viena – fato que incluiu entre as decepções que teve no ano de 1936: "A reação dos colegas no congresso internacional de psicanálise; o reencontro com Reich; e o encontro com Freud" (*ibidem*, p. 76).

Ele relata ter se sentido chocado e desapontado com Freud, e aponta esse encontro como uma das situações inacabadas de sua vida, como um "fantasma que nunca o abandonou", além de ter definido seu rompimento com a psicanálise, acontecido anos mais tarde[8]. Com seu costumeiro jeito irônico, Perls termina o relato da seguinte forma: "Descanse em paz, Freud, seu gênio-santo-demônio-cabeçudo" (*ibidem*).

Apesar das decepções da viagem, Perls teve um bom encontro com Ernest Jones. Juntos, eles fazem com outros colegas uma viagem às montanhas da Hungria. Perls (*ibidem*) comenta: "Senti aprovação, por exemplo, por parte de Ernest Jones, o patrono da minha ida para a África do Sul. Ele até mesmo se mostrou entusiástico com alguns comentários que fiz, contribuindo para uma discussão sobre ansiedade".

É preciso acrescentar outro significado a essa viagem à Europa, uma vez que desencadeou uma profunda reformulação pessoal e profissional em Perls. O congresso de psicanálise acontece num continente convulsionado, abalado por invasões, perseguições, prisões, ameaças. A psicanálise é atingida em cheio por esse cataclismo e parece prestes a falir. A ausência de Freud, por problemas de saúde[9], agravou as dissidências no evento[10]. Para Perls, a viagem foi a constatação de que a ameaça de 1933 estava se confirmando. O impossível parecia em via de acontecer: o fim de um mundo vivido, da cultura europeia, da nação; o fim de uma raça e, até mesmo, a possibilidade do fim da psicanálise[11].

Além disso, embora o relato do encontro com Freud exale ressentimento, pode-se imaginar que o estado de saúde precário de Freud tenha abalado Perls mais do que ele podia admitir. Aquele encontro era um sonho de vida, mas Perls encontra uma pessoa frágil, idosa e doente, incapaz de se interessar pelo seu trabalho e por suas ideias[12]. Perls não pôde brigar com Freud nem inquiri-lo. Foi um encontro vazio.

Essa decisiva viagem de Perls à Europa produziu o início de uma ruptura não só com a psicanálise, mas com seu sistema familiar. Nesse período, ele declara ter percebido que a relação com Laura tinha passado a ser uma obrigação e um hábito. Segundo Ginger e Ginger (1995, p. 54), Perls "estava sempre ausente, multiplicava suas aventuras sexuais, desinteressava-se cada vez mais da mulher e dos filhos, enfurecia-se com frequência e não hesitava em bater neles". Shepard (1978, p. 45) cita uma declaração de Renate, sua filha: "Ele voltou [da Europa] um homem muito diferente. Tenho estado furiosa com Fritz desde então. [...] Houve poucos momentos agradáveis depois disso". Shepard (*ibidem*, p. 44) afirma:

O retorno à Europa levou Fritz a perceber que sua recém-descoberta de segurança era pouco mais do que um castelo de cartas. Seu pensamento antidogmático, influenciado por dissidentes como Horney e Reich, era evidente em sua palestra. A reação de seus colegas levou-o a um ponto em que ele já não se sentia confortável ou bem-vindo como membro da instituição psicanalítica. Seu mentor pessoal, Reich, não estava no lugar certo nem com o estado de espírito para lhe dar qualquer apoio ou orientação.

Perls (1979, p. 76-77) relata que volta a Johannesburgo com a autoestima ferida, mas ao mesmo tempo sentindo-se livre. Num momento de comoção quando viajava de navio, deixando a Europa rumo à África do Sul, cai em lágrimas:

Um cigano solitário lamentando não pertencer a nada? [...] Eu havia tentado fazer da psicanálise o meu lar espiritual, minha religião. A minha

FÁDUA HELOU

relutância então em acompanhar a abordagem de Goldstein não era por lealdade a Freud, mas por medo de mais uma vez ficar sem apoio espiritual. [...] Nem ciência nem natureza, nem filosofia nem marxismo conseguiram preencher o vazio de um lar espiritual. Hoje sei que esperava que a psicanálise fizesse isso por mim.

Perls (1979, p. 78) começou então a amadurecer as ideias que apresentara no Congresso de Marienbad e a incorporar o que vira em Frankfurt com Goldstein e Smuts: "Depois de 1936, procurei me reorientar. As malditas e contidas dúvidas sobre o sistema freudiano se espalharam e me envolveram [...]. Tornei-me um cético, quase um niilista – um negador de tudo". Ele também reflete sobre as contribuições interessantes das pesquisas de Gelb e Goldstein:

1937 – De volta à África do Sul. Luta para sair da areia movediça das associações livres. Recuo para a abordagem do organismo como um todo, de Goldstein. Ainda muito estreita. Nosso primeiro-ministro, Jan Smuts, tem a resposta: ecologia. Organismo como um todo encrustado no meio. Isto se torna a Unidade. Nasce a identidade objetivo-subjetiva. A noção freudiana de catarse é a Gestalt emergente. Não no inconsciente, mas exatamente na superfície. O óbvio é posto no trono. O neurótico é o cego para o óbvio. (Perls, 1993, p. 7)[13]

A experiência de escrever o livro *Ego, fome e agressão* também aparece nessas memórias (Perls, *idem*):

1940 – [...] descubro ideia após ideia. [...] Conceitos que assimilara, objeções que descartara. Uma nova abordagem sobre o homem em sua saúde e em suas dificuldades emerge. Deixei de ser um analista. Entendi a agressão não como uma energia mística nascida de Tânato, mas como um instrumento de sobrevivência. Conceitos como reflexos (estímulos-resposta) e instintos como propriedades estáveis tornaram-se obsoletos, ruíram, dando lugar a uma nova perspectiva, embora ainda dominem até hoje. O pensamento [...] do século passado teve que dar lugar ao processo, estrutura e função [...] O "como" substituiu o "por que". Mesmo o "Eu" [...] é dissolvido em uma função de identificação.

De forma franca, Perls declara ter percebido que o livro tinha muitos defeitos (como o inglês rústico e exemplos mal escolhidos), mas preferira mantê-los porque aquilo era ele, exatamente como ele era: confuso. Assim, em 1941, considera o livro terminado, sem revisão ou edição. O desenvolvimento da Gestalt-terapia sofrerá com as consequências dessa escrita. No ano seguinte, Perls publica, com a colaboração de Laura[14], *Ego, fome e agressão*, uma proposta de revisão da teoria e da prática freudianas.

Ao mesmo tempo, sofreu outro revés: sua licença para trabalhar como médico foi suspensa porque seu diploma alemão não fora reconhecido na África do Sul. Mais tarde, porém, aprovou-se uma lei que reconhecia os diplomas estrangeiros durante a guerra. Assim, também nesse ano de 1942, Perls alistou-se no exército sul-africano como psiquiatra e neurologista, servindo como oficial médico de 1942 a 1946 – ano em que deixa o país para tentar a vida em outro lugar, inicialmente o Canadá.

Ao que parece, um conjunto de fatores se somou ao desejo antigo de deixar o país. Um dos motivos para tanto foi o ressentimento de Fritz e Laura por seu trabalho como analistas didatas ser restringido devido a uma nova legislação da IPA. É Laura Perls (*apud* Gaines, 1989, p. 41) quem conta:

> Depois de vários anos, nosso trabalho como analistas didatas foi repentinamente suspenso pela Associação Internacional. A decisão baseou-se em algum tipo de estatuto que estabelecia que aqueles que não haviam dado cursos de treinamento na Europa não podiam preparar ninguém em nenhum outro lugar.

É preciso lembrar que a partir de 1938 corria solta a violenta política de arianização da psicanálise[15] e da psiquiatria alemãs.

FÁDUA HELOU

Como judeus, Laura e Perls parecem ter sido atingidos por essas medidas. De acordo com Bocian (2010), a revogação do certificado de analista didata dos Perls está relacionada também à orientação política de esquerda de Fritz, assim como a suas posições revisionistas, sobretudo aquelas alinhadas ao pensamento de Reich. Suspeita compartilhada por Laura (*apud* Gaines, 1989, p. 30): "O artigo [apresentado no congresso de 1936] era sobre resistência oral, e não foi bem recebido. A maioria das pessoas não o entendeu. Era mais reichiano, e Reich já estava sob suspeita"[16]. Acrescente-se a isso a veemente desaprovação de *Ego, fome e agressão* pela psicanalista francesa Maria Bonaparte, muito próxima de Freud. Outro fator que precipitou a decisão dos Perls de emigrar novamente foi a situação política na África do Sul, onde o partido de oposição a Smuts – ultranacionalista de direita e defensor do acirramento da política contra os negros – aparecia como franco favorito nas eleições e ganhava cada vez mais poder. Inúmeros intelectuais e artistas contrários a esses princípios tiveram de deixar o país devido à perseguição política.

Perls iria primeiro e assim que sentisse segurança financeira mandaria chamar a família. Mais uma vez, ele e Laura decidem se arriscar, deixar o conforto e os privilégios para trás, e recomeçar a vida em outro continente.

UMA RÁPIDA PASSAGEM PELO CANADÁ

ASSIM, FRITZ DEIXA A África do Sul em 1946 e vai para o Canadá porque não tinha visto de residência nos Estados Unidos. Laura e os dois filhos permanecem em Johannesburgo, pois a família não queria romper completamente com a África do Sul até ter certeza de que poderia se estabelecer em outro país.

Fritz trabalhou em Montreal por cerca de seis meses. Ao visitar o irmão de Laura, este o aconselhou a não tentar a vida em Nova York porque teria dificuldade de se estabelecer lá. Em seguida, ao mudar-se para New Haven a fim de trabalhar, Perls encontrou grande resistência do establishment psiquiátrico, o que o fez pensar seriamente em desistir e retornar à África do Sul (Shepard, 1978; Ginger e Ginger, 1995). Porém, uma visita a Erich Fromm e Karen Horney, em Nova York, mudou tudo: ambos o incentivam a mudar-se, garantindo--lhe que não teria problemas. Segundo Laura (*apud* Gaines, 1989, p. 43), "Fromm lhe disse: 'Não entendo por que não fica em Nova York. Garanto que em três meses estará trabalhando'. E em três semanas [Perls] teve trabalho!"

---

1. Wulf Sachs solicitara à IPA um analista didata para África do Sul. Inicialmente, o indicado era Richard Sterba, que não conseguiu visto de Pretória. Naquele momento, Freud e Jones estavam preocupados em levar a psicanálise a outros países, sobretudo pelo agravamento da situação dramática que os membros da sociedade psicanalítica na Europa, a maioria judeus, vinham passando. Porém, os grupos de Wulf Sachs e Fritz Perls não se entenderam, chegando a rivalizar entre si – situação que se agravou quando da visita de Maria Bonaparte à Cidade do Cabo. Na ocasião, ela organizou uma conferência para os psiquiatras na qual atacou ambas as posições, segundo ela muito pouco ortodoxas.

2. Freud em um texto de 1935 comemora a abertura de novos institutos no exterior, incluindo a África do Sul, como um alento à grave situação da psicanálise na Europa. Na bibliografia psicanalítica consultada, não encontrei referência a Perls como fundador desse instituto. O nome que aparece relacionado ao desenvolvimento da psicanálise na África do Sul é o de Wulf Sachs, que só irá receber o credenciamento de analista didata em 1946, ano de sua morte. Roudinesco e Plon (1998, p. 680), ao comentar a súbita morte de Sachs em 1946, afirmam que "o grupo psicanalítico que fundara desapareceu com ele. [...] Depois da morte de Sachs, tornou-se difícil prosseguir atividades psicanalíticas na África do Sul." Não encontrei referência ao encerramento da psicanálise no país pela partida de Perls nesse mesmo ano ou de Laura no ano seguinte.

3. Segundo depoimento de Steve (Stephen Perls, 1993), Perls não queria um segundo filho e foi um pai ausente, mantendo-se sempre afastado. Em entrevista a Gaines (1989), Laura diz que Fritz amava a seus filhos quando não precisava ter responsabilidades para com eles. Virginia Satir (*apud* Gaines, *ibidem*, p. 216, 254), que conviveu com Perls em Esalen, comenta: "Eu tinha a sensação de que Fritz não podia ser um bom pai porque ele mesmo não tivera um bom pai. [...] Significava algo que ele nunca pôde entender: o que era a intimidade. [...] Muitas vezes pensei que ele era um grande homem que nunca se sentiu verdadeiramente amado por outro homem. [...] O orgulho e o medo da intimidade

FÁDUA HELOU

impediram Fritz de ter uma relação estreita com seus filhos. Foi para seus filhos o que seu pai havia sido para ele. Pode-se imitar um modelo pobre, mesmo sem querer".

4. Smuts é uma figura controversa. Na política internacional, foi considerado pacifista. Posicionou-se ao lado das forças aliadas tanto na Primeira quanto na Segunda Guerra Mundial. Participou da criação da Liga das Nações (1919), sendo o redator de sua Carta. Paradoxalmente, na política interna criou uma política progressiva de segregação entre brancos e negros e outras etnias. A palavra *apartheid* foi registrada pela primeira vez em 1917 num discurso de Smuts, com propostas de segregação urbana. Esteve no governo sul-africano quase que interruptamente como forte protagonista da política nacional.

5. Médico austríaco, livre-pensador, adepto do socialismo reformista, primeiro grande dissidente do movimento psicanalítico, com o qual teve uma ruptura violenta. Também foi influenciado pelas ideias de Smuts, tendo fundado a escola de psicologia individual e escrito mais de 300 livros e artigos.

6. Para entender melhor a relação entre o holismo de Jan Smuts e a Gestalt-terapia, confira Lima (2005a, 2008, 2013).

7. Jones (1975, p. 747) relata que "o local foi escolhido de modo que Anna Freud não ficasse demasiadamente distante do pai, para o caso de ser ela necessitada com urgência", devido à frágil saúde de Freud.

8. Bocian (2010) acredita ser exagerada a reação de decepção de Perls nesse encontro com Freud, pois o primeiro sentiu-se desconsiderado apesar da frágil situação de saúde do segundo. Pode-se também considerar que, naquelas condições, Freud teve um gesto de deferência ao se encontrar com Perls e oferecer-lhe um jantar especial.

9. Só em 1936 Freud foi submetido a quatro cirurgias, das 33 realizadas para conter a recorrência do câncer bucal. Em 6 de maio de 1936 ele completou 80 anos. No agradecimento ao discurso de congratulações escrito por Stefan Zweig e Thomas Mann, assinado por 191 artistas e escritores, Freud diz: "Embora eu tenha sido excepcionalmente feliz em minha casa, com mulher e filhos, e especialmente com uma filha que satisfaz em rara medida todas as demandas de um pai, não consigo me reconciliar com a desgraça e o desamparo de estar velho, e antecipo a transição para o não ser como uma espécie de anelo" [...] "sou um velho, obviamente não tenho muito mais tempo para viver" (Freud em Gay, 2012, p. 612-13).

10. Nesse XIV Congresso houve violentos conflitos entre os vienenses, partidários de Anna Freud, e os membros da Sociedade Britânica de Psicanálise, que defendiam as teses de Melanie Klein. Também houve conflitos públicos entre Melanie Kelin e sua filha Melitta Schideberg (Roudinesco e Plon, 1998). Lacan teve a sua palestra cortada por Jones nos primeiros minutos, sobre um tema que um ano depois se tornaria clássico na psicanálise: o estádio do espelho.

11. Lembramos que toda a produção artística em língua alemã, produzida por judeus, já fora banida da Alemanha e dos países ocupados, e isso incluiu a obra de Freud. E, apesar de o Congresso acontecer num país ainda livre da guerra, a Tchecoslováquia era, como disse Ernest Jones (1975, p. 747), "uma ilha de liberdade cercada de Estados totalitários por todos os lados".

12. Sobre o ano de 1936, Gay (2012, p. 556) resume assim a situação de Freud: "idade avançada, a saúde debilitada, o estado de ânimo amargurado", com momentos em que Freud estava resistindo bem, "mas eram exceções preciosas". Segundo Gay (*ibidem*, p. 527), além do peso da idade, Freud sentia os efeitos secundários do câncer, após inúmeras cirurgias: "A prótese era dolorosa e, para piorar as coisas, ele sofria de desagradáveis acessos de angina". Roudinesco e Plon (1998, p. 304) citam que "cada movimento do maxilar o fazia sofrer".

13. Tradução de Walter Ribeiro, com pequenas modificações.

14. Embora Laura não entre como coautora, sempre se especulou sobre sua colaboração nessa obra. Em uma de suas últimas entrevistas, ela declara: "Éramos nós dois na África do Sul, com *Ego, fome e agressão*, obra na qual colaborei do início ao fim" (1992, p. 13).

15. Os judeus foram obrigados a se demitir da DPG, a fim de salvar a psicanálise, por pressão nazista. A tarefa foi levada a cabo por Ernest Jones quando na presidência da IPA.

16. Em carta a Eitingon, datada de 21 de março de 1933, Freud se mostrou muito preocupado com os "inimigos internos" da psicanálise, citando Adler e Reich. No ano seguinte, em conversa com Boehm, pediu-lhe que expulsasse Reich da Sociedade de Psicanálise de Berlim. A ideia era "privilegiar a defesa de um freudismo nu e cru, contra os 'desvios' adleriano ou reichiano" (Roudinesco e Plon, *ibidem*, p. 12-13).

3. Estados Unidos, 1946-1969

CRIAÇÃO, FAMA E TRANSFORMAÇÃO

AINDA EM 1946, FRITZ se muda para Nova York. Uma nova edição do livro *Ego, fome e agressão* é publicada em Londres. O mundo que Perls encontra nos Estados Unidos é surpreendente. O país (e o capitalismo) emerge como a nova superpotência. Fortalecidos após os dois conflitos mundiais, os americanos foram ainda capazes de vencer a depressão dos anos 1930, saltando para um período de três décadas de extraordinário crescimento e transformação social – a que Hobsbawm (1995) denominou "era de ouro".

A ERA DE OURO

SEGUNDO KARNAL ET AL. (2007), os anos 1950 representaram um período de prosperidade e estabilidade nos Estados Unidos. O crescimento econômico resultou na melhoria das condições de vida e, assim, no acesso à educação e aos bens de consumo – embora grupos como negros, mulheres e pobres permanecessem excluídos do *American way of life*. Assim essa década também foi crucial na construção de movimentos sociais importantes, o maior deles o da luta pelos direitos civis, liderado por Martin Luther King.

Para Crundem (1990, p. 266), a partir dos anos 1940, os Estados Unidos vivem uma "terceira onda de atividades re-

FÁDUA HELOU

formistas criativas". Surgem novos comportamentos na vida intelectual e cultural norte-americana, desta vez marcados pelo cosmopolitanismo, que atingirá seu auge em 1964.

Esse espírito cosmopolita, segundo o autor, lentamente tomou conta de Nova York, impondo-se com a chegada de exilados europeus fugidos da Segunda Guerra Mundial. Romenos, russos, suecos e alemães passam a compor a elite cultural da cidade, sendo sua "criatividade cosmopolita" estendida para outras regiões americanas. Crundem (1990, p. 317) descreve assim esse espírito traduzido nas artes:

> As obras inovadoras passaram em breve a ser comuns, e os críticos de arte chamariam a esses criadores de a "Escola de Nova York". Não sendo representativa de um único estilo, nem de uma única escola, a Escola de Nova York era uma comunidade livre de artistas. [...] A cidade [...] passou a ser um estado mental, uma atitude diante da arte, e um lar para os nascidos em qualquer parte do mundo.

É nesse ambiente – que em muito se parece com a Berlim dos anos 1920 – que Perls mergulha, passando a frequentar "os meios artísticos e boêmios, os 'intelectuais de esquerda' do pós-guerra, anarquistas e revoltados: escritores, pintores, músicos, bailarinos e, sobretudo, os atores do Living Theater" (Ginger e Ginger, 1995, p. 55)[1]. Segundo Tellegen (1984, p. 30-31), o casal se associou a grupos de intelectuais e artistas radicais dissidentes, "cuja ênfase estava em ir até as últimas consequências no desmascaramento da banalidade e hipocrisia nas relações interpessoais e nas instituições sociais". Para a autora (*ibidem*, p. 31), essa retomada foi mais um fator no afastamento de Perls da psicanálise, pois reavivou nele "o velho amor pelo teatro, e também o lançou numa radical tentativa de abolir as dicotomias entre vida pessoal e profissional. Cada vez mais se distanciava do estilo de vida e trabalho dos psicanalistas, com os quais acabou se indispondo irremediavelmente".

A psicanálise em solo americano deu uma guinada com o afluxo em massa de imigrantes europeus renomados fugidos do nazismo, ganhando poder dentro do movimento psicanalítico internacional. O desenvolvimento do movimento freudiano nos Estados Unidos levou as sociedades psicanalíticas norte-americanas a conflitos internos, que se traduziram por uma sucessão de cisões. Tinha início o chamado neofreudismo, cujos membros discordavam dos grandes conceitos freudianos, tais como sexualidade, pulsão, recalque e transferência, além de criticar o dogmatismo freudiano e seu universalismo. Com dissidências em comum e proximidades afetivas e intelectuais, foi nesse movimento psicanalítico "revisionista" ou "neofreudiano" que Perls se estabeleceu em Nova York. À época, ele fez contato com o grupo da Escola de Psiquiatria de Washington, mais tarde denominado Alanson White Institute.

Perls rapidamente formou uma nova clientela como psicanalista em Nova York; um ano mais tarde, em 1947, pôde trazer sua família da África do Sul. Na ocasião, ele procura Paul Goodman para que transformasse um manuscrito de cerca de 100 páginas em livro[2]. A partir daí, ambos passaram a trabalhar juntos na elaboração do que viria a ser a obra *Gestalt-terapia*.

Em 1950, dá-se a formação do que posteriormente viria a ser conhecido como Grupo dos Sete, composto por Isadore From, Paul Goodman, Paul Weisz, Elliot Shapiro, Sylvester Eastman e Fritz e Laura Perls. Mais tarde, Ralph Hefferline foi chamado para compor a agremiação.

Segundo Stoehr (1994), essa história começou quando Laura reuniu algumas pessoas que estavam com ela em terapia para formar um grupo informal de treinamento: Paul Goodman, Paul Weisz, Elliot Shapiro e dois fotógrafos documentaristas. Stoehr (*ibidem*, p. 137) descreve assim a experiência inicial de Laura: "Era seu primeiro grupo, e ela estava nervosa com sua coleção de gênios, como ela os chamava". O grupo se reunia no apartamento de Laura sob sua direção. Não se sabe quão frequente era a participação de Perls nesse início porque no final do ano de 1950 ele vai a Los Angeles, onde reúne novos discípulos e clientes, deixando o grupo de Nova York aos cuidados da Laura.

A estadia de Perls em Los Angeles foi possível graças à ajuda do irmão gêmeo de Isadore From, que lá vivia e o introduziu a um grupo de psicólogos. Perls viveu na Califórnia por aproximadamente um ano. A experiência foi importante porque lá ele recebeu da Escola Oeste de Psicanálise o título de doutoramento honorário por seu livro (Perls, 1979; Stoehr, 1994).

Segundo Stoehr (*ibidem*), Perls retornou a Manhattan no final de 1951 para trabalhar na finalização do livro com Paul Goodman e selecionar pessoas para voltarem com ele para a Costa Oeste. Um dos convidados a iniciar a carreira como psicoterapeuta foi Isadore From, que em terapia com Laura começava a despontar como discípulo promissor.

Nessa volta a Nova York, Perls passou a dirigir, ao lado de Laura, o grupo local – que cresceu e tornou-se profissional, contando com a presença de Allison Montague, Syllvester Eastman, Leo Chalfin, Jim Simkin, Paul Oliver e, esporadicamente, Lottie Weisz e Ralph Hefferline. Mais tarde, Isadore From e Richard Kitzler juntam-se aos outros membros. Esse grupo continuou a se encontrar semanalmente por alguns anos e permaneceu como um núcleo de Gestalt-terapeutas que pensavam a teoria e a prática da abordagem (Stoehr, *ibidem*)·

Ainda em 1951, Perls, ao lado de Hefferline e Goodman, publica a obra *Gestalt-terapia*, fato até hoje considerado fundador da abordagem. Durante uma palestra no lançamento do livro, 40 pessoas se interessaram pelo tema. Perls e Laura dividiram-nas em dois grupos iguais, um sob direção de Laura e outro de Perls. No ano seguinte, o casal funda o primeiro instituto de Gestalt--terapia, o The Gestalt Institute of New York.

Nos primeiros anos, as pessoas interessadas em frequentar o instituto eram clientes deles ou amigos de Paul Goodman. Com o tempo, porém, o local ficou conhecido e passou a receber indicações de diversos hospitais e universidades.

Em 1954, Perls fundou outro instituto em Cleveland, mas logo em seguida deixou ambos aos cuidados de Laura, Paul Goodman e Paul Weisz para viajar por várias cidades americanas, trabalhando em hospitais psiquiátricos e fazendo palestras e grupos sobre Gestalt-terapia nas universidades. Laura Perls (1992, p. 27) descreve assim esse processo:

> A genialidade de Fritz eram seus insights intuitivos e palpites desconcertantes, que teriam que ser fundamentados em uma elaboração mais exata. Fritz muitas vezes não tinha paciência para esse trabalho minucioso. Ele era um gerador, e não um desenvolvedor ou um organizador. [...] Ele tinha o tipo de personalidade carismática que facilmente poderia envolver as pessoas em suas ideias e planos e levá-los a cuidar com muito entusiasmo de todos os detalhes com os quais ele mesmo não gostava de se preocupar.

Tendo passado por cidades como Chicago, Detroit e Toronto, em 1956 Perls instala-se em Miami, onde dirigiu alguns poucos grupos esporádicos. Segundo Ginger e Ginger (1995, p. 57), à época ele se apresentava "arredio, ignorado por todos, triste e deprimido".

O ano seguinte também não foi promissor. A situação de Perls tornou-se preocupante, pois ele se entregara às experiências correntes da época. Ginger e Ginger (*ibidem*, p. 58) descrevem 1957 como um ano de sexo (com uma cliente por quem se apaixonou e com quem realizou "suas fantasias mais ousadas"), drogas psicodélicas (LSD e psilocibina) e a eclosão de uma paranoia crônica latente. Perls se considerava "acabado" e vivia sem limites. Ele mesmo comenta que o uso de LSD tornou-o "bastante paranoide e irritadiço" (1979, p. 166).

O uso de drogas psicodélicas havia se tornado corrente no meio artístico e intelectual. O depoimento de John Clellon Holmes (*apud* Krim, 1968, p. 26-28) escritor da geração *beat*, demonstra a força dessas experiências e nos ajuda a entender o espírito de Perls no final da década de 1950.

A curiosidade que revelam pelos entorpecentes tem uma dupla razão: primeiramente, investigar o mundo desconhecido que existe dentro deles; e, em segundo lugar, escapar ao insuportável mundo exterior. [...] Para muitos deles, o ponto-final é a cadeia, a loucura ou a morte. Talvez não encontrem nunca a fé que Kerouac diz estar no fim da estrada. Mas todos são unânimes num ponto: a vida atual, desprovida de valores, é insuportável.

No início da década seguinte, embora a economia americana prosperasse, a sociedade estava dividida: a paranoia anticomunista da Guerra Fria, os valores familiares conservadores e a desigualdade econômica, social e racial permeavam o país. O fracasso do governo e dos líderes tradicionais em resolver tais tensões provocou uma explosão de movimentos sociais – por direitos civis, paz, liberdade sexual e cultural – que contestaram o consumismo, a ganância, as autoridades e o conformismo social. Foi uma guinada para a política e a ideologia revolucionárias, principalmente entre os estudantes da classe média americana. Assim, além de toda a agitação propriamente política, a década de 1960 também ficou famosa pelo surgimento de uma contracultura influenciada pelos movimentos sociais.

Na esteira do espírito da contracultura, as palavras de ordem foram PAZ e AMOR. Muitos jovens adotaram estilos de vida alternativos. Mesmo que de forma mais branda, os ideais hippies se tornaram novas práticas sociais adotadas pela sociedade. Duas características dessa revolução cultural foram relevantes. Ela era "ao mesmo tempo informal e antinômica, sobretudo em questões de conduta pessoal. Todo mundo tinha de 'estar na sua', com o mínimo de restrição externa" (Hobsbawm, 1995, p. 323).

Os movimentos contestadores promoviam ações contra a Guerra do Vietnã, contra o serviço militar obrigatório e a favor dos direitos estudantis nas universidades e de maior liberdade na vida cotidiana. Nesse clima de protesto surgem ativistas que lutavam pelo feminismo, pelo direito dos gays etc.

Perls participou ativamente desses anos transformadores. Entre 1959 e 1960, realizou várias viagens à Califórnia, a São Francisco e a Los Angeles, sem endereço fixo, "vagando de um lado para outro, dia e noite" (Ginger e Ginger, 1995, p. 58), como se numa busca de desarraigar-se de toda e qualquer tradição, em um movimento muito próximo dos ideais da cultura beat dessa geração.

O ano de 1962 na vida de Perls é marcado por um profundo questionamento, "inclusive de seu papel de terapeuta" (Tellegen, 1984, p. 32). Por isso, ele faz uma viagem ao redor do mundo que dura 18 meses (Ginger e Ginger, ibidem; Perls, 1979). Não por acaso, Perls procura nos países que visitou outras atividades ligadas à expressão artística, à tomada de consciência, à vida em comunidade, ao resgate da espontaneidade.

À época, Perls (ibidem, p. 136) visitou Tóquio e Quioto, no Japão, atraído pela "sabedoria, potencial e atitude não moral" do zen-budismo, que conheceu por intermédio de Paul Weiss[3], e pela "possibilidade de uma religião sem Deus" (ibidem, p. 133). Depois de passar dois meses num mosteiro budista com um jovem mestre, Perls diz, ao que parece ironicamente, que se tratava de uma proposta de zen "instantâneo" que levaria à experiência do satori em uma semana. Em seguida, afirma (ibidem, p. 130): "Não creio que alguém tenha atingido a iluminação ou satori, mas a experiência foi interessante". Além disso, mostrou-se surpreso com a reificação e deificação de Buda, o que contrariava sua busca de uma religião sem Deus, e experimentou um tratamento infrutífero para neuroses, prescrito por um médico japonês, no qual o paciente deveria passar três dias de cama. No entanto, ele aguentou somente dois dias, desistindo do tratamento.

O fato é que Perls se apaixonou por Quioto e pensou em se estabelecer lá, pela delicadeza, harmonia e abertura experimentadas com os habitantes da cidade. Reconheceu o valor no objetivo do zen de "aumentar a tomada de consciência e a liberação do potencial humano", mas considerou o método ineficiente para alcançar tais metas (Perls, 1979, p. 137).

Do Japão, Fritz foi para Israel. Depois de viajar 500 quilômetros pelo deserto, visitou Eilat – famosa cidade turística ao sul do país, parte do deserto do Negueve e a povoação de Berseba. Além de fazer turismo, Perls almejava passar um tempo no *kibutz* Ein Hod, experimento dadaísta instalado numa pequena aldeia de jovens artistas[4]. O lugar tornara-se uma colônia de artistas liderada pelo aclamado dadaísta Marcel Janco.

Perls viveu nesse *kibutz* por um pouco mais de um mês, atraído pela oportunidade de experimentar a vida numa comunidade artística, resgatando os ideais filosóficos e artísticos que partilhara no círculo boêmio de Berlim. Ele descreve a experiência como confortável e estimulante.

Porém, ao voltar aos Estados Unidos, Perls (*ibidem*, p. 160) afirmou ainda carregar o desânimo com a profissão, "como um pesado fardo sobre os ombros cansados". Assim, continuou a experimentar novas formas de autoconhecimento espiritual e corporal, pois a teoria que desenvolvera em Nova York, publicada no livro *Gestalt therapy*, parecia não responder ao intenso questionamento dessa década.

Ginger e Ginger (1995, p. 56-57) citam as experiências que consideram mais marcantes na vida profissional de Perls nesse período, experiências essas que acabam por afastá-lo do grupo de Gestalt-terapeutas de Nova York:

- A *sensorial awareness* – tomada de consciência sensorial do corpo – de Charlotte Selver: Perls fez contato com Selver assim que chegou aos Estados Unidos, tendo realizado cursos regulares com ela por cerca de 18 meses.
- O psicodrama: Perls teve contato com Moreno e praticou o psicodrama. É bom lembrar que, ainda na Europa, ambos sofreram grande influência de Max Reinhardt.
- O rolfing de Ida Rolf: massagens profundas de integração estrutural e manipulação vertebral de osteopatia.

FREDERICK PERLS, VIDA E OBRA – EM BUSCA DA GESTALT-TERAPIA

- A dianética ou cientiologia de Ron Rubbard – que preconiza a catarse emocional dos traumas passados, revividos com intensidade no presente, e insiste na responsabilidade de cada um pelos próprios sentimentos. Perls rejeitou o espírito geral da abordagem, mas adaptou algumas de suas técnicas.

- A semântica geral de Alfred Korzybski, que Perls já estudara[5]. Para Wysong (1992), essa teoria é uma das influências teóricas mais negligenciadas no estudo da Gestalt-terapia, tendo influído no pensamento de Perls e Goodman, especialmente como inspiração para a elaboração dos princípios do agora e do presente.

No Natal de 1963, um workshop realizado no Instituto Esalen, em Big Sur, Califórnia, mudou o futuro de Perls, que relata (1979, p. 171): "O alvo Esalen foi atingido bem na mosca pela seta Fritz Perls. Uma paisagem comparável a Eilat, gente bonita na equipe, como em Quioto. Uma oportunidade de ensinar. O cigano encontrou um lar e, em pouco tempo, uma casa".

ESALEN, 1964-1968: UM MARCO

EM 1964, PERLS DECIDIU se mudar para a Califórnia e estabelecer-se no Instituto Esalen – experiência inovadora que pretendia atrair o que havia de novo sobre crescimento pessoal: "1964 – Junto-me ao Instituto Esalen. Assim como na Alemanha a Bauhaus criou um novo estilo de arquitetura e de artes, Esalen é um centro prático para a terceira onda – a da psicologia humanista" (1993, p. 9).

Perls iniciou suas atividades no instituto dirigindo workshops de demonstração com o objetivo de atrair interessados em um programa de formação profissional em Gestalt-terapia. O sucesso se deu de forma lenta, mas Fritz encontrou um lugar em que podia desenvolver suas ideias e uma comunidade que reagiu bem às suas experimentações. Dois anos depois, o reconhecimento pessoal e profissional se fez presente (Perls, 1979, p. 80): "1966 – A Gestalt-terapia está traçada." Finalmente encontro uma comunidade, um lugar para estar – Esalen". Em outro comentário Perls (1993, p. 9.) aponta dúvidas sobre o lugar da Gestalt-terapia e sobre o seu futuro: "1966 – A Gestalt-terapia começa a ser conhecida nos Estados Unidos. Viemos para preencher o vácuo deixado pela psicanálise e pelo existencialismo? Cumpriremos as expectativas? Viemos para ficar?" O ano de 1968 foi o auge do sucesso de Fritz Perls em Esalen. Ele se tornara uma celebridade, sendo capa da *Life*, aparecendo em vários semanários americanos e sendo considerado o "rei dos hippies". Segundo Ginger e Ginger (1995), especialistas eminentes – como Alexander Lowen, Eric Berne e Stanilas Grof – passaram a frequentar a Esalen para encontrá-lo.

Segundo Laura Perls (1992, p. 30),

No final dos anos 1950 e início da década de 1960, o ambiente cultural começou a mudar. A abordagem gestáltica, sobretudo o trabalho de Fritz em vários lugares e as obras de Paul Goodman [...] contribuíram substancialmente para esse desenvolvimento humanístico. Não apenas na psicoterapia e na educação, mas também no estilo de vida da geração mais jovem.

Tellegen (1984, p. 26) concorda:

Indubitavelmente, Perls soube responder – através de sua abordagem gestáltica – às necessidades, inquietações e anseios da geração jovem adulta nos Estados Unidos na década de 1960. Mais do que uma terapia, ela passou a ser para ele uma concepção de vida que contestava muitos dos valores típicos de uma sociedade industrial e consumista.

O FIM DE UMA ERA

No FINAL DOS ANOS 1960, Fritz finalmente encontrou reconhecimento e fama, mas descobriu que aquilo não era suficiente. Apesar do sucesso – ou em virtude dele –, decidiu deixar Esalen, incomodado com os boatos de que ele próprio e o lugar poderiam produzir "cura instantânea, alegria instantânea, e percepção sensorial instantânea [...] Merda, como foi que entramos nessa?" (Perls, 1979, p. 124). Embora reconhecesse que havia uma tentativa sincera de chegar ao nível não verbal de existência, ele também admitia que algo não funcionara.

Além disso, Perls sentiu-se muito desencorajado com o ambiente que começara a perceber, tanto no âmbito institucional – governo e economia – quanto no cultural. Assim, ele vê ressurgir o mesmo contexto político e econômico conservador que vivera na Europa. Com a eleição de Nixon, e o temor de que aquele se tornasse um regime fascista de direita, Perls decidiu deixar os Estados Unidos.

A situação de instabilidade mundial e o declínio americano surgidos nos anos 1970, intuitivamente reconhecidos por Perls, custaram a ser percebidos. Segundo Hobsbawm (1995, p. 393),

até a década de 1980 não estava claro como as fundações da era de ouro haviam desmoronado irrecuperavelmente. A natureza global da crise não foi reconhecida e muito menos admitida [...] até depois que uma das partes do mundo – a URSS e a Europa Oriental do "socialismo real" – desabou inteiramente.

Com muita contundência, o historiador (*ibidem*, p. 15) descreve que o mundo vive a última parte do século XX como "uma nova era de decomposição, incerteza e crise, e de catástrofe para grandes áreas do mundo". Nomeando esse período com o sugestivo título de "Desmoronamento", Hobsbawm descreve como caíram por terra os sistemas institucionais com o final da era de ouro, dando lugar à brutalização da política, criando vácuos de poder e deixando órfãos os cidadãos. Para esse autor (*ibidem*, p. 279), "durante a década de 1960, tudo isso [o equilíbrio do domínio econômico e político] dava sinais de desgaste. A hegemonia dos EUA declinou e, enquanto caía, o sistema monetário com base no dólar-ouro desabou".

Em 1969, mais uma vez, com extrema sensibilidade ao movimento cultural, político e econômico de seu tempo, Perls percebeu que as coisas não iam bem e a fama não importava, pois coisas essenciais estavam se perdendo. Para resgatar o espírito de sua busca permanente, ele tomou uma atitude radical: recomeçar. Ainda acreditando em sonhos, decidiu partir em busca deles e deixar os Estados Unidos.

---

1. Grupo de teatro experimental que defendia, como Perls, "a expressão direta do sentimento no 'aqui e agora' mediante um contato espontâneo com o público" (Ginger e Ginger, 1995, p. 55), além de pregar a liberdade de costumes.

2. Laura Perls (1992) conta que, quando na África do Sul, haviam lido um artigo de Paul Goodman na revista *Politics*, de Dwight McDonald, político de esquerda e anarquista como Goodman. Daí o interesse de Perls em procurá-lo ao chegar a Nova York.

3. Segundo Perls (1979, p. 136-37), Weiss tentou integrar a Gestalt e o zen-budismo, enquanto ele próprio "se empenhava mais em criar um método viável de abrir esse tipo de autotranscendência humano para o homem ocidental".

4. O projeto artístico de Ein Hod foi bem-sucedido, apesar da polêmica em torno do assentamento em terras palestinas. A colônia tornou-se um polo cultural e turístico que funciona até hoje. Para saber mais, visite: <http://ein-hod.info/>. Acesso em: 6 fev. 2015.

5. A filosofia da linguagem de Korzybski foi uma das principais influências no desenvolvimento inicial da Programação Neurolinguística, especialmente o metamodelo. Seu trabalho na área da semântica, combinado com a teoria sintática da gramática transformacional de Chomsky, forma em grande parte o núcleo do aspecto linguístico da PNL.

4. Canadá, 1969

SONHOS INACABADOS: COWICHAN

AO DEIXAR ESALEM, PERLS retomou outros (ou antigos) sonhos para uma "nova etapa", e são grandes: fundar um *kibutz* gestáltico e estudar a esquizofrenia. Foi na cidade de Lake Cowichan, Vancouver, Canadá, que Perls viveu de junho a dezembro de 1969: "À primeira vista pode parecer inconsistência dizer que não quero mais me comprometer com projetos e, ao mesmo tempo, querer investigar a esquizofrenia e começar o primeiro *kibutz* gestáltico" (Perls, 1979, p. 327).

O "*kibutz* gestáltico" teria atividades cujo foco seria o "desenvolvimento de maturação e espírito comunitário" (*ibidem*, p. 329), além de "ser um lugar criador de líderes" (*ibidem*, p. 330).

Para realizar esse projeto, Perls comprou um antigo hotel de pescadores, às margens do Lago Cowichan. Em junho de 1969, fundou ali uma comunidade gestáltica com cerca de 30 discípulos, o Instituto de Cowichan, ou Instituto de Gestalt do Canadá.

Sobre essa mudança, ele declarou (*ibidem*, p. 328):

[...] estou cheio de planos e fantasias, cheio de possibilidades e falta de certezas. Tudo pode acontecer, inclusive a morte. Na minha vida, muitas vezes escapei da morte e muitas vezes ansiei por ela. Atualmente, acho a minha vida tão cheia de promessas e riscos que me sinto muito ligado a ela.

FINALIZANDO UMA VIDA

Em Cowichan, Perls promoveu dois grupos, embora não se sentisse satisfeito com os resultados. Ele percebeu que ainda não encontrara uma forma de transmitir a Gestalt-terapia, mas pessoalmente acreditava ter integrado os conhecimentos que adquirira durante a vida – seu trabalho como terapeuta refletindo essa integração. O ano de 1969 foi marcado por publicações e projetos editoriais: *Escarafunchando Fritz*, sua autobiografia, e *Gestalt-terapia explicada*. Perls também organizou reedições dos livros *Gestalt--terapia* e *Ego, fome e agressão*, escrevendo novas introduções para ambos. Além disso, elaborou o manuscrito de um novo livro teórico sobre Gestalt-terapia – *A abordagem gestáltica* – e planejou com seu editor uma obra com transcrições dos seus *workshops*.

A ÚLTIMA VIAGEM

Porém, em dezembro de 1969, Perls deixou Cowichan para empreender uma viagem de férias à Europa, a fim de visitar museus e óperas. Na volta, em fevereiro, antes de ir a Cowichan, passou pelos Estados Unidos, visando cumprir uma série de compromissos: dirigiu um *workshop* em Cumbres, um Centro de Crescimento de New Hampshire. Em seguida, dedicou-se a outro *workshop* de quatro dias para The Associates for Human Resources, em Concord, Massachusetts. Por fim, foi a Nova York e iniciou um terceiro treinamento na casa de Frank e Ilana Rubenfeld. Esse último compromisso teve de ser interrompido no segundo dia porque Fritz já não se sentia bem. Mesmo assim, ele decidiu ir a Chicago, onde Bob Shapiro e Jane Levenberg haviam programado uma palestra seguida de demonstração na University of Illinois Medical School, a ser realizada no dia 6 de março para um público de 700 pessoas.

Mas Fritz não se sentia bem e assim que chegou a Chicago pediu para ver um médico, sendo internado no mesmo dia no Weiss Memorial Hospital. Preocupado com sua situação, pediu a Laura que o acompanhasse. Após alguns dias, como sua situação não melhorava, foi-lhe recomendada uma cirurgia exploratória, que aconteceu na mesma semana. Na noite de sábado, 14 de março, por volta das 21h30, Perls faleceu do coração. A autópsia revelou também um câncer de pâncreas em estágio avançado. Seu obituário foi publicado no *New York Times* em 17 de março com o seguinte texto[1]:

Morre aos 76 anos o dr. Frederick Perls, idealizador da Gestalt-terapia

Frederick S. Perls, um dos fundadores da escola gestáltica de psicoterapia, morreu de insuficiência cardíaca neste sábado, após realizar cirurgia no Memorial Hospital Louis A. Weiss, em Chicago. Ele tinha 76 anos e morava em Lake Cowichan, Vancouver, Colúmbia Britânica, onde tinha acabado de fundar uma comunidade de formação para terapeutas.

A DESPEDIDA: A GESTALT-TERAPIA SEM FRITZ PERLS

DUAS CERIMÔNIAS FÚNEBRES FORAM celebradas. Uma delas na Costa Leste, organizada por Isadore From, com elegia fúnebre feita por Paul Goodman, a pedido de Laura. Essa cerimônia e o discurso de Goodman, com severas críticas a Perls, desagradam a muitos de seus seguidores. Assim, uma segunda cerimônia de "reparação" foi organizada por Abraham Levitzky, na Costa Oeste, seguindo instruções deixadas pelo próprio Perls, com música e dança (Ginger e Ginger, 1995). Desse modo, uma divisão da Gestalt que já persistia se acentuou. Os discípulos e admiradores de Perls da Costa Oeste, especialmente os de Esalen, não reconheciam o grupo de Nova York como autoridade em Gestalt-terapia e vice-versa. Stoehr (1994, p. 215) descreve assim essa cisão:

Perls saíra de Nova York para fundar um instituto atrás do outro, primeiro na Flórida e depois na Califórnia, onde se converteu em uma espécie de Pã dos bosques. Ao morrer, havia duas terapias gestálticas, a da Costa Leste e a da Costa Oeste, e em seus últimos escritos – baseados em transcrições de fitas e filmes gravados em seus workshops – Perls praticamente repudiou o livro em que se fundamentavam ambas as terapias e jamais mencionou seu antigo colaborador [Goodman].

Essa divisão permaneceu enrijecida até meados dos anos 1970 e início dos 80, quando uma profunda reformulação da Gestalt entrou em curso. O *boom* da contracultura dos anos rebeldes já havia arrefecido, assim como a eficácia das "terapias de choque" começava a ser questionada. Teve início, assim, um movimento de reflexão que buscava entender os motivos do declínio de um movimento que se mostrava tão auspicioso.

---

1. Disponível em: <http://query.nytimes.com/gst/abstract.html?res=9403E4D9173EE-034BC4F52DFB566838B669EDE>. Acesso em: 19 fev. 2015.

Parte II
Obra: fragmentações e continuidades

5. Sinais de inquietação: uma proposta de revisão da psicanálise[1]

COMO VIMOS, PERLS INICIOU sua formação psicanalítica em 1925, fazendo análise com Karen Horney, então secretária do renomado Instituto de Psicanálise de Berlim. Encantado com seu processo analítico, iniciou sua formação naquele instituto. Foram nove anos de muita dedicação, estudos e análises nos principais centros de treinamento daquela época: Berlim, Frankfurt e Viena. Nessa trajetória, Perls alinhou-se aos posicionamentos heterodoxos de Horney e Reich e, contrariando orientações de Freud, com forte comprometimento político.

Um ponto significativo desse desacordo com a psicanálise freudiana veio à tona no emblemático XIV Congresso Internacional de Psicanálise, em 1936, na Tchecoslováquia, quando se evidenciou que a abordagem enfrentava uma de suas inúmeras crises. Perls declarou (1969) que sua ruptura emocional com a psicanálise aconteceu após esse evento. Em decorrência desse processo crítico, ele publicou *Ego, fome e agressão* (1942), que marcou sua posição nesse período como psicanalista revisionista.

PERLS E A PSICANÁLISE

EM RELAÇÃO AO PENSAMENTO de Perls como psicanalista, é necessário esclarecer que não há fontes de pesquisa que indiquem como ele entendia a psicanálise quando ainda pertencia a essa corrente, isto é, não há livros ou artigos desse período de autoria do próprio Perls. Também não existem publicações psicanalíticas que citem Perls ou se refiram a ele. Houve apenas a apresentação, em 1936, de sua palestra "Resistências orais", no XIV Congresso Internacional de Psicanálise, cujos textos não são acessíveis.

Sobre a relação de Perls com a obra de Freud, nosso biografado afirma não ter lido a obra do mestre por inteiro, sem explicitar que textos não lera: "Ainda me falta ler a maior parte dos trabalhos de Freud" (Perls, 1969, p. 25). Esse comentário soa estranho, tendo em vista os anos de formação em psicanálise e a importância declarada de Freud em suas inquietações teóricas. Desse modo, não sabemos se Fritz disse a verdade ou se estava apenas sendo irônico.

Outro aspecto a considerar é o grande número de citações críticas de Perls a Freud a partir de 1942 – sobretudo após o rompimento do primeiro com a psicanálise. Pela frequência de menções a Freud nas suas obras, Perls parece, ainda que de modo disperso, dialogar com Freud, tornando-o seu interlocutor. Isso parece ter chamado a atenção de seus pares: em sua autobiografia (1969), Perls comenta que os amigos o instaram a "deixar Freud em paz" – ao que ele responde que não conseguiria fazê-lo devido à importância de Freud em sua vida.

Em sua primeira obra, *Ego, fome e agressão*, Perls (1942, p. 43) reconhece que "dificilmente há uma esfera da atividade humana em que a pesquisa de Freud não tenha sido criativa, ou pelo menos estimulante", tendo a leitura da obra de Freud o levado a se interessar pelo estudo da filosofia e da psicologia acadêmica.

Um fato em especial parece apontar para o papel fundamental de Freud na vida de Perls. Perls dedica as últimas páginas de sua autobiografia a duas conversas imaginárias com Freud, num tom de diálogo, de troca de ideias, marcando diferenças e apontando afinidades. Pode-se supor pela conversa que Perls (1969, p. 316-17), *a priori*, não precisasse mais concordar com Freud ou discordar dele:

Mais uma vez tenho que trazer Freud para uma comparação. Ele disse no final da vida: "Nenhuma análise pode estar acabada". E eu digo antes do final da minha vida: "Não há fim para a integração"[2]. Ele diria: sempre se pode analisar e descobrir material novo. Eu digo: sempre há algo novo que pode ser assimilado e integrado. Sempre há uma possibilidade de crescimento.

Freud: A integração cuida de si própria. Se você liberar as repressões, elas se tornam acessíveis.

Fritz: Elas podem se tornar acessíveis, contanto que não sejam simplesmente registradas e arquivadas como *insights* interessantes – com muita frequência tenho visto material reprimido e liberado sem ser elaborado, como você corretamente exigia, mas sim alienado e projetado. Tenho visto isso com muita frequência em Reich e outros defensores da couraça.

Freud: Não sou responsável por eles.

Fritz: De certa forma é. Você promoveu a teoria da "descarga emocional". Você foi inconsistente quando no seu magnífico trabalho sobre o pesar mostrou que o [...] processo do luto é [...] eminentemente significativo do sentido de promoção da sobrevivência, e não só uma descarga.

Um segundo diálogo imaginário com Freud chama a atenção, pois com ele Perls (*ibidem*, p. 333-34) praticamente encerra o livro, após apontar algumas direções para o futuro. Serão suas últimas palavras, escritas em julho de 1969:

Fritz: Estou contente que tenhamos encontrado uma base operacional em comum. Certamente admiro a tenacidade que você demonstrou para salvar o sexo de seu *status* de pecado na cultura ocidental. Você também criou a possibilidade de preencher outros buracos: as muitas descobertas que você realizou durante a sua vida, descobertas que se tornaram ferramentas indispensáveis para a nossa pesquisa.

Temos, realmente, de reformular a sua abordagem do século XIX, com suas ferramentas intelectuais limitadas, para adaptá-la ao século XX. Você concordaria comigo que há muitos buracos a preencher.

Ao criticar a psicanálise e Freud em suas obras, Perls em geral utiliza a expressão "psicanálise ortodoxa". De que se trata? E, se havia uma psicanálise ortodoxa, a que outra corrente da abordagem Perls estava alinhado? Nesse sentido, sabe-se pouco de sua vida psicanalítica. Segundo Bocian (2010), Perls considerava-se um analista de caráter e pertenceu a um pequeno grupo psicanalítico freudiano de Berlim com orientação política de esquerda. Seus membros se esforçavam para desenvolver uma psicanálise ativa, orientada para as emoções e para a crítica social. Esse posicionamento de aproximação com Reich e com a política esclarece muitos acontecimentos na vida de Perls, como vimos em sua biografia – como a longa formação psicanalítica a que foi submetido, a dificuldade de obtenção do certificado de psicanalista didata, a má acolhida à sua palestra "Resistências orais", a desaprovação da psicanalista Maria Bonaparte ao projeto do livro *Ego, fome e agressão* e a suspensão de sua licença de psicanalista didata no Instituto de Psicanálise da África do Sul, que precipitou sua decisão de deixar aquele país.

Em entrevista (Wysong e Rosenfeld, 1988, p. 6), Laura comenta que na época da elaboração dessa obra (1942) ela e Perls ainda eram psicanalistas, mas em uma perspectiva diferente da tradicional: "Na verdade, no começo, quando *Ego, fome e agressão* foi escrito, nós ainda nos intitulávamos psicanalistas, mas revisionistas".

As diferenças entre psicanalistas clássicos e revisionistas no contexto de sua época permitem-nos identificar um dos fios condutores de Perls que se refletiram em suas escolhas teóricas ao longo da vida. De acordo com Celes (2012), tal distinção dava-se em dois eixos: no primeiro, uma atenção ao intrapsíquico, com destaque para os conceitos de pulsão e inconsciente; no segundo, uma atenção ao interpsíquico ou intersubjetivo, com duas noções prioritárias, relações de objeto e inconsciente compartilhado.

Mesmo considerando a singularidade com que Perls faz a revisão da psicanálise, é evidente seu alinhamento no segundo eixo, no qual se privilegiava a compreensão da constituição do psiquismo e de suas dificuldades nas relações com o mundo externo, nos conflitos de "interesses" entre o sujeito e o objeto, ou o déficit entre as necessidades e as respostas às necessidades proporcionadas pelos objetos. O externo pode ser tomado como o ambiente como tal (Winnicott) ou como os objetos de que o sujeito depende em seu período inicial (desamparado e dependente) de vida. Duas noções guiam a psicanálise que, a partir daí, se desenvolveu e também se dispersou: relações de objeto e inconsciente compartilhado (sugerimos, como expressão provisória). (Celes, 2012, p. 214)

Em *Ego, fome e agressão*, Perls não contempla os dois conceitos psicanalíticos do primeiro eixo citados por Celes, pulsão e inconsciente. Ao contrário, sua proposta de revisão desloca o foco para o trabalho do ego em relação à realidade e ao estudo da força agressiva (ou instinto agressivo) no trabalho de intermediação do ego com a realidade e consigo mesmo, sem referência à dimensão inconsciente do Ego proposta na segunda tópica de Freud.

Sendo assim, Maria Bonaparte[3] mostrou-se parcialmente certa quando, ao ler o manuscrito de *Ego, fome e agressão*, declarou que Perls estava, com aquele livro, rompendo com a psicanálise (Perls, 1969). No entanto, essa não era a intenção do nosso biografado – ele apenas começava a se alinhar a um movimento de revisão que acontecia no meio psicanalítico, mas ainda dentro de seus parâmetros.

A revisão da teoria do Ego e o estudo de suas funções não foram uma iniciativa isolada de Perls no meio psicanalítico na década de 1940. Para Green (2008), nos Estados Unidos, o conceito de Ego desenvolvido por Freud foi considerado insuficiente, provocando a necessidade de sua revisão, inclusive por Heinz Hartmann[4], um dos discípulos freudianos mais proeminentes. A psicologia do Ego privilegia o ego, o self ou o indivíduo em detrimento do Isso, do inconsciente e do sujeito. Segundo Green (*ibidem*, p. 24), "tratava-se na verdade de promover uma psicologia psicanalítica do Ego: uma Egopsicologia". Embora com o mesmo foco, a saber – o estudo do Ego –, Perls desenvolveu sua teoria em outra direção, diferenciando-se das várias correntes pós-freudianas e dos movimentos psicanalíticos posteriores.

PSICANÁLISE E GESTALT

IGUALMENTE, AS RAÍZES DA psicanálise na construção da Gestalt--terapia não estão bem esclarecidas. Apesar do resgate das bases científicas e filosóficas europeias a partir de meados de 1970, tal relação permaneceu pouco detalhada, o que representa uma lacuna no entendimento epistemológico da Gestalt-terapia. Essa lacuna tem gerado mal-entendidos e apropriações teóricas indevidas no curso de seu desenvolvimento (Petzold, 1984; Tellegen, 1984; Juliano, 1991, 1992; Loffredo, 1994; Kogan, 1995; Kogan e Himelstein, 1995; Appelbaum, 1995; Frazão, 2013; Frazão e Fukumitsu, 2014).

A falta de interesse da comunidade gestáltica pelo tema em parte se explica pela própria atitude de Perls, que após a tentativa frustrada de revisão da psicanálise proposta em *Ego, fome e agressão* continuou a dirigir críticas contundentes ao pensamento freudiano. Com isso, ao longo do tempo, foi como se a Gestalt--terapia tivesse surgido desvinculada daquele pensamento do qual Perls partiu e ao qual se opôs, como se dele não trouxesse nenhuma contribuição. Nesse movimento de contraposição à psicanálise, a Gestalt-terapia não pôde manter um intercâmbio com os diversos movimentos psicanalíticos com quem em alguns campos do saber tinha afinidades.

EGO, FOME E AGRESSÃO (1942)

COMO MARCA DESSE PERÍODO e representando o pensamento de Perls como psicanalista revisionista, analisaremos o tema e os objetivos de seu livro *Ego, fome e agressão* e sua relação com a psicanálise da época.

Escrito como uma contribuição à psicanálise, a obra é mais que isso: as propostas apresentadas nela representam não só uma revisão da teoria e da prática psicanalíticas, mas o início de uma mudança de paradigmas teóricos e práticos. Nela, é possível identificar o material embrionário que mais tarde será elaborado como Gestalt-terapia e a vinculação deste com a teoria psicanalítica.

AS EDIÇÕES

DIFERENTEMENTE DOS OUTROS LIVROS de Perls, *Ego, fome e agressão* teve várias edições publicadas por iniciativa do autor (Wysong, 1992), deixando a impressão de que ele considerava o livro atual ou de que sua proposta ainda não encontrara plena expressão. A primeira edição saiu em 1942, em Durban, na África do Sul, pela editora sul-africana Knox Publishing Company, com o subtítulo "uma revisão da teoria e do método de Freud". As outras edições foram lançadas em 1945, ainda na África do Sul, em 1947, em Londres, e em 1966 e 1969, nos Estados Unidos.

Consonante com seu subtítulo, a obra, dentro dos parâmetros da teoria psicanalítica da época, propunha um deslocamento teórico com foco na teoria do ego que significaria também um importante deslocamento dos parâmetros da prática analítica.

Ampliando a palestra "Resistências orais", apresentada por Perls no XIV Congresso Internacional de Psicanálise de 1936, *Ego, fome e agressão* foi escrita no seu retorno à África do Sul. Conforme o próprio autor, tratou-se de uma escrita apressada, sem revisão[5]. Segundo Wysong (*ibidem*, p. 30), "o livro foi recebido com excelentes críticas da imprensa sul-africana" e, por isso, uma segunda edição foi lançada em 1945, acrescida de um prefácio e de dedicatória a Max Wertheimer.

Em 1947, o livro foi publicado pela editora inglesa George Allen & Unwin, sem alterações da edição de 1945. Pela data de

FÁDUA HELOU

lançamento, podemos supor que com essa obra Perls se apresentou como psicanalista revisionista na sua chegada a Nova York. Müller-Granzotto e Müller-Granzotto (2007a, p. 173) acreditam que essa publicação "facilitou a inserção de Perls nos círculos intelectuais de Nova York". Segundo Araújo (2002, p. 12-13), Perls escolheu publicar em Londres porque, naquele momento pós-guerra, a cidade seria

> um fórum privilegiado para o pensamento psicanalítico, contando com a presença de analistas renomados que vieram a constituir o sólido movimento da Escola Britânica de Psicanálise. Foi nesse ambiente efervescente, em que as ideias de Freud não constituíam uma hegemonia, que Perls esperava divulgar seu posicionamento em relação à psicanálise.

Para Müller-Granzotto e Müller-Granzotto (idem), o revisionismo kleiniano da obra de Freud em Londres "estabelecia um ambiente propício para a obra de Perls". Porém, *Ego, fome e agressão* não encontrou acolhida no meio psicanalítico londrino. Podemos supor, lembrando o comentário de From (1984), que o livro de Perls não tinha precisão conceitual para revisar a psicanálise, o que era indispensável para uma discussão de tal porte no meio da Sociedade Britânica de Psicanálise (SBP). Além disso, a proposta de uma "psicanálise holístico-gestáltica", com a inclusão de conceitos de holismo e evolução de Jan Smuts (1996) e das apropriações clínicas da teoria e experiências de Goldstein (1995), baseadas na psicologia da Gestalt, precisaria de maiores elaborações. É preciso lembrar ainda que a própria SBP travava uma árdua batalha entre as distintas posições de seus membros, resultando em três grupos oficiais[6]. Talvez isso explique por que o livro não tenha repercutido na Inglaterra.

Em 1966, época em que Perls estava em Esalen e a Gestalt-terapia alcançava fama, foi publicada uma nova edição americana do livro pela Orbit Graphic Arts, de São Francisco. Três anos depois, a Random House lançou uma nova tiragem, o que nos faz supor haver ainda uma afinidade com seu pensamento de 1942.

Em 1992, a americana The Gestalt Journal Press publicou *Ego, fome e agressão* na íntegra – o livro se encontrava esgotado – de uma forma que a editora considerou "definitiva"[7]. No Brasil, a tradução apareceu somente em 2002, 40 anos depois do lançamento da edição original.

O CONTEXTO DO SURGIMENTO DA OBRA

A EXPERIÊNCIA VIVIDA POR Perls no seu retorno à Europa, para participar do XIV Congresso Internacional de Psicanálise, às portas da Segunda Guerra Mundial, a pouca receptividade à sua apresentação no evento e os encontros malsucedidos com Reich e Freud foram fatores decisivos para que ele revisse sua compreensão da psicanálise. Assim, 1936 marcou-o profundamente: "Um ano de grandes expectativas e grandes desapontamentos" (Perls, 1969, p. 60). Shepard (1978), Tellegen (1984), Ginger e Ginger (1995), Araújo (2002) e Ginger (2011) consideram a elaboração dessa obra uma etapa fundamental na transformação do pensamento e da prática clínica de Perls.

Para Laura Perls (1977) o mais importante a destacar em *Ego, fome e agressão* é a revisão das ideias psicanalíticas e a criação de alguns conceitos fundamentais, que seriam mais bem definidos somente na obra posterior de 1951, *Gestalt-terapia*, na qual apareceriam mais bem elaborados, formando uma teoria organizada e consistente.

No meio gestáltico é comum a polêmica em torno da colaboração de Laura nas obras de Perls, que com o tempo passou a omitir o nome da esposa. Porém, a própria Laura (1992) afirmou em uma de suas últimas entrevistas, como vimos, que *Ego, fome e agressão* foi um trabalho em conjunto do casal, dizendo ainda que dois capítulos do livro são integralmente de sua autoria, "O complexo de fantoche" e "O significado da insônia".

FÁDUA HELOU

Sobre o tema desse livro, Laura revela (1988) que a palestra de Perls proferida em 1936 originou-se de sua pesquisa sobre o desmame e a introdução da alimentação infantil, feita ainda em Berlim quando nasceu sua filha, Renate. A autora observa que os métodos de desmame eram muito precoces ou muito tardios; além disso, a introdução da alimentação infantil desconsiderava a importância da mastigação. Essas observações a levaram a desenvolver a ideia de que o início da mastigação marcava a introdução da criança na aprendizagem do processo de assimilação em oposição ao processo de introjeção prevalente na fase de aleitamento. No entanto, Perls nunca se pronunciou a esse respeito e jamais reconheceu a contribuição de Laura.

No quesito referências bibliográficas, Perls deixou a desejar, visto que elas não aparecem em suas obras, e com *Ego, fome e agressão* não é diferente. Müller-Granzotto e Müller-Granzotto (2007b) comentam que em seus livros seguintes Perls não faz referência a Smuts e a Friedlaender, o que torna difícil estabelecer a relação entre sua primeira obra e as que vieram depois.

O PROPÓSITO DO LIVRO

PERLS TINHA UMA META ambiciosa com essa revisão: construir "uma teoria integrada" de forma que cobrisse "todo fenômeno físico e psíquico". Segundo o autor, isso poderia ser alcançado "por síntese e cooperação entre todas as escolas existentes" (Perls, 2002, p. 38).

Para atingir tal meta, ele escolheu dois caminhos: 1) "reforçar a estrutura do sistema psicanalítico" por meio da revisão da teoria e do método psicanalítico naquilo que eles tinham de rígido e estático; 2) introduzir novas concepções sobre a personalidade humana, utilizando-se das teorias com que entrara em contato sobretudo em Frankfurt, a fim de ampliar o escopo da psicanálise (Perls, 2002, p. 44).

Esses passos, segundo Alvim (2014, p. 214), podem ser considerados "indícios da escolha de Fritz e Laura por referenciais fenomenológicos". Isto é, representaram uma passagem para "uma psicologia interessada na forma ou configuração", e a passagem "de um paradigma que preconizava o intrapsíquico para outro, que tinha como centro a noção de organismo ou campo" (idem). Um salto paradigmático que encontrará expressão na obra de 1951, no trabalho conjunto com Hefferline e Goodman.

Segundo Boris (2002, p. 24), Perls "esboça uma teoria da personalidade a partir da psicanálise, da psicologia da Gestalt, da perspectiva holística de Smuts e de outras influências".

Em síntese, partindo de uma revisão da metapsicologia freudiana, Perls propõe uma "psicanálise holístico-gestáltica" com base na releitura de quatro fontes: a gestáltica, a holística, a da obra de Friedlaender e a do pensamento de Goldstein (Müller--Granzotto e Müller-Granzotto, 2007a).

Essas releituras não aparecem sistematizadas no livro[8]: a crítica à psicanálise permeia todos os capítulos. Assim também, as ideias dos autores aos quais Perls recorreu aparecem, quando necessário, para apresentar, descrever, explicar e justificar tanto tal crítica como a nova proposta teórica e terapêutica – com exceção do pensamento diferencial de Friedlaender, que tem um capítulo dedicado a ele.

AS CONCEPÇÕES PSICANALÍTICAS COMO MOTES DO PENSAMENTO PERLSIANO

Passaremos a recuperar o recorte teórico da psicanálise freudiana feito por Perls em sua tentativa de "reforçar a estrutura do sistema psicanalítico" por meio do estudo do Ego. Não nos cabe avaliar o pensamento de Freud nem julgar se Perls se apropriou dos conceitos de forma correta, mas recuperar a origem histórica das elaborações de Perls em 1942 e o propósito que o guiou na escolha dos temas e suas conceituações.

Perls incorporou parcialmente a teorização que Freud faz da noção do Ego[9] como uma das instâncias do funcionamento psíquico, "a instância que se situa como representante dos interesses da totalidade da pessoa e como tal é investida de libido narcísica"[9] (Laplanche e Pontalis, 2001, p. 508).

Em Nova York, a partir dos anos 1940, discussões sobre diferentes conceituações do estudo do Ego sugeriam abordagens diversas, sendo tema recorrente nos movimentos psicanalíticos pós-freudianos que buscavam algo como uma terceira tópica. As ideias da controversa psicologia do Ego[11] de Heinz Hartmann[12], espécie de revisão da segunda tópica freudiana, predominavam nos debates. Os diversos enfoques da psicanálise americana traziam como novidade uma autonomia relativa do eu, de sua capacidade adaptativa para assegurar o equilíbrio necessário ao desenvolvimento humano, e a posterior diferenciação entre o eu (ego) e o si mesmo (self). Como já vimos, as tendências pós-freudianas em solo americano privilegiavam o *ego*, o self ou o indivíduo em detrimento do Isso, do inconsciente e do sujeito.

Perls não incorporou integralmente nenhuma das correntes pós-freudianas que passaram a se dedicar ao estudo do Ego[13]. Na obra de 1942, adaptou o conceito psicanalítico de *ego*, assim como os conceitos freudianos relacionados ao trabalho do ego – *necessidade, corpo, percepção e consciência* –, para revisá-los da ótica holística e dialética (Smuts e Friedlaender). Sua revisão abrange fundamentalmente o modelo dinâmico[14] e econômico[15] do Ego, sem referência ao seu aspecto tópico[16]. Embora Perls conserve alguns aspectos da forma estrutural com que esses conceitos estão articulados, propõe uma nova dinâmica no aspecto processual do psiquismo. No modelo de estrutura psíquica freudiana, a relação do ego com o sistema pré-consciente-consciente e, sobretudo, com as noções de percepção e de motilidade torna-se muito articulada. Dessa forma, na hipótese freudiana, "o Eu é sobretudo corporal, não é apenas uma entidade superficial, mas ele mesmo é a projeção de uma superfície" (Freud, 1923/2011, p. 24). Além disso, o Ego é considerado um órgão sensorial do aparelho psíquico: "O Eu deriva, em última instância, das sensações corporais, principalmente daquelas oriundas da superfície do corpo" (*ibidem*, p. 60). Podemos supor que Perls se fundamentou nessa ideia freudiana de um Ego como mediador da personalidade e como corpo, privilegiando a noção de Ego como órgão e definindo-o como órgão de contato em lugar de psíquico, em uma mudança paradigmática.

Em Freud (*ibidem*, p. 16), a função mediadora do Ego permite que o sujeito delimite suas fronteiras internas e externas:

> O Eu, como corpo, media psiquicamente o sujeito e o seu mundo interno e externo, sendo, portanto, a superfície onde se inscrevem as sensações corporais, aquelas sensações provenientes do interior e do exterior. Também ficou claro para nós que o eu se acha sob a influência particular da percepção, e que é possível dizer, *grosso modo*, que as percepções têm, para o Eu, a mesma importância que os instintos para o Id.

Desse entendimento, destaca-se para Perls a função do Ego como receptor das sensações externas e internas e, por isso, submetido ao sistema sensório-perceptivo.

Supomos, do mesmo modo, sua apropriação da teoria freudiana no que diz respeito ao Ego corporal como superfície psíquica receptora das sensações corporais que, mediante a consciência, provê o trabalho psíquico. Diz Freud (*ibidem*, p. 17): "Desde o início consciência são todas as percepções que vêm de fora (percepções sensoriais) e de dentro, às quais chamamos de sensações e sentimentos". Essa ligação Eu/consciência é assim descrita (*ibidem*, p. 14): "Formamos a ideia de uma organização coerente dos processos psíquicos na pessoa, e a denominamos o *Eu* da pessoa. A este *Eu* liga-se a consciência". Essa é a raiz freudiana dos estudos perlsianos das funções de ego relacionadas às concepções de corpo, meio ambiente e consciência das percepções sensoriais.

Nesse momento, Perls se apoia em sua formação de analista de caráter reichiano para o desenvolvimento de sua clínica (Belmino, 2014a). O primeiro passo foi enfatizar a expressão corporal do Ego e suas funções – em especial a função agressiva na defesa da pessoa. Era possível evidenciar o adoecimento por meio da identificação das couraças musculares no corpo, definidas como formas cronificadas de defesa do ego em relação aos perigos internos e externos. Dessa forma, a orientação reichiana, seguida por Perls, deslocou o foco da análise para as formas cronificadas de expressão da pessoa, consideradas mais importantes do que o conteúdo recalcado.

Freud já chamara a atenção para o tema da agressão, considerando-a essencial à vida humana e complementar ao amor. Para ele, os homens têm tentado escapar a esse antagonismo, recusando-o. Em seu texto *O mal-estar na civilização*, publicado originalmente em 1930, ele afirma que o processo de inserção na cultura é adoecedor. Um sujeito se torna neurótico "porque não pode tolerar a frustração que a sociedade lhe impõe, a serviço de seus ideais culturais" (Freud, 1930/1996, p. 94). Ele analisa os grandes sacrifícios impostos à sexualidade e às tendências agressivas da humanidade em prol do processo civilizatório. Para Gay (2012, p. 552), Freud apresenta o par amor e ódio como antagonistas que lutam pelo controle da vida social do homem, na qual "a agressividade visível é a manifestação exterior da invisível pulsão de morte".

Em consonância com Freud, Perls reconhece e estuda a agressividade como energia fundamental do ser humano. No entanto, diferencia uma agressividade sadia a favor da vida, indispensável no sistema de autopreservação, da agressividade deslocada, aniquiladora, a serviço da destruição da vida. Com essa diferenciação, Perls destaca a evidência da neurose como resultado da sanção cultural à agressividade – que, embora fundamental, é uma das mais visadas pela repressão.

No que se refere ao ego insubstancial, Perls não o vê como instância psíquica do ego. Assim, afasta-se da noção de aparelho psíquico, principalmente da noção de ego do ponto de vista tópico e como órgão de censura. A noção de ego insubstancial fica próxima da descrição do ego do ponto de vista dinâmico, mas vai além da sua função mediadora, embora a inclua. O ego insubstancial é descrito como uma função do organismo no meio. Para exemplificar, Perls fala da respiração como uma função dos pulmões, responsável pela troca de gases no organismo, mas não sendo parte dele. E aqui se encontra um dos mais inovadores paradigmas de *Ego, fome e agressão*, pois Perls reconhece no ego insubstancial "uma forma de espontaneidade criativa, intenção organísmica ou *awareness*" (Müller-Granzotto e Müller-Granzotto, 2007a, p. 153). Com essa proposta teórica, Perls se diferencia dos partidários americanos da psicologia do ego. Como vimos, ele propõe a noção de que o ego é uma função – constituindo o próprio fenômeno de fronteira, a *awareness* do self –, afastando-se da concepção de ego como faculdade imanente e reguladora, como na psicologia do Ego de Hartmann ou na substancialidade do ego em Federn e Sterba. Nessa proposta, que gerou polêmica no meio psicanalítico nova-iorquino, Perls se diferencia ainda mais da teoria freudiana ao relacionar o ego à "personalidade total" num sentido holístico, e não a uma instância do aparelho psíquico.

Percebe-se também a influência da teoria desenvolvida por Karen Horney (1966) no que se refere à ênfase das forças ambientais adversas na gênese da neurose e ao trabalho do ego para lidar com estas forças. Para a autora (*ibidem*, p. 13), "o ego não é encarado como um órgão que apenas obedece aos impulsos instintivos, ou os reprime". Ao definir a neurose, Horney (*ibidem*, p. 14) a descreve como "uma peculiar espécie de luta pela vida em circunstâncias difíceis. A sua essência realmente peculiar consiste em perturbações nas relações do indivíduo consigo próprio e com os outros, e nos conflitos que nascem daí". Vê-se que, em consonância com esse pensamento, Perls quer se referir aos aspectos da personalidade que atuam no meio[17] por intermédio das funções do ego; por isso, ele precisará falar das funções estruturais e processuais da personalidade na sua forma de interagir com a realidade.

A noção freudiana de ego prestava-se à compreensão do funcionamento psíquico. Desse modo, atendia ao entendimento do próprio processo de (re)fundação e de nascimento e funcionamento psíquicos. Essa forma de conceituar o ego não poderia atender às novas conceituações da noção de ego insubstancial, ampliadas para além do psíquico e fundamentadas no processo de autorregulação organísmica de Goldstein, em especial a atividade espontânea e criadora atuante em seu trânsito organismo-meio.

A capacidade de autorregulação organísmica, por se referir à ação do organismo no meio com o fim de manter o equilíbrio, expressaria o processo de construção de uma identidade e, "nesse sentido, ela seria antes a formação de um ego do que uma parte dele" (Müller-Granzotto e Müller-Granzotto, 2007b, p. 55). Esses conceitos assim relacionados inovaram ao reconhecer na capacidade autorreguladora uma espontaneidade criativa ou, conforme esclarecem os autores, uma "intenção organísmica ou *awareness*, denominada de 'ego insubstancial' [...] O que faz do ego menos um habitante do organismo e mais uma função da experiência, uma função do campo organismo/meio" (*ibidem*, p. 56).

Com a passagem da noção de Ego para a de ego insubstancial, Perls começa a se afastar do campo de estudo do intrapsíquico e também transforma, de modo inovador, a noção de neurose[18]. Em nossa compreensão, Perls abandona a noção de conflito psíquico ou deixa de se ocupar dela. O importante não é mais a ação de censura estabelecida pelo ego como mecanismo de defesa intrapsíquico, mas as vicissitudes da função do ego no seu papel de mediador com a realidade. Assim, o foco se desloca para as diversas formas do comprometimento dessa função, isto é, a impossibilidade ou a dificuldade de o ego se orientar no meio, nomeada por Perls de ações de unificação ou destruição.

Ao estudar a neurose, Perls diferencia o ego saudável do ego patológico. No primeiro, a função egoica cumpre seu processo identificatório de assimilar ou rejeitar por meio de suas ações de unificação ou destruição. O "ego patológico" é desenvolvido com base em introjeções cronificadas, isto é, funciona a partir de identificações permanentes. Esses dois processos diferentes levariam a uma personalidade flexível e criadora ou a um caráter rígido, cristalizado ou artificial, no qual a atividade egoica encontra-se prejudicada. Dessa forma, a adoção da noção de ego insubstancial como forma de *awareness* traz o foco da teoria para as ações de unificação e destruição, base do crescimento. O sintoma passa a ser o resultado de uma disfunção do ego, na qual essas ações estão prejudicadas. Conforme descrevem Müller-Granzotto e Müller-Granzotto (2007b, p. 49),

o sintoma psicopatológico seria sim a "indicação" de uma "interrupção" na *awareness*. Por outras palavras, seria sim a indicação de que, no momento presente, o paciente não conseguiria destruir ou unificar, estando impedido de criar e, consequentemente, de fluir desde o passado em direção ao futuro.

Assim, a nova técnica de inspiração gestáltica objetivou resgatar a função criadora do ego cujas ações foram comprometidas pelo conflito, entendido agora como de natureza organísmica, diferenciando-se do conflito psíquico freudiano. Essa teoria, ainda incipiente, exigiu novos conceitos que serão desenvolvidos com mais clareza em 1951, *awareness* e fluxo de *awareness*. Dessa forma, segundo Müller-Granzotto e Müller-Granzotto (*ibidem*, p. 56), a Gestalt-terapia "precisará do olhar fenomenológico de Paul Goodman para se firmar como uma prática psicoterapêutica (ou analítica) exercida em nome próprio".

Nesse sentido, o propósito terapêutico reflete a intenção de resgatar o potencial criativo da personalidade humana, ou seja, resgatar a concepção de "indiferença criativa" (Friedlaender). Isso significava resgatar a possibilidade do homem de viver em um estado potencialmente criativo no qual as forças espontâneas pudessem agir de forma integrada, além do consciente e do inconsciente, em suas ações saudáveis de unificação ou destruição, assimilação ou rejeição.

A ideia de trabalhar o ego insubstancial a fim de integrar polaridades levou Perls a construir uma proposta teórica. A metodologia proposta era a conscientização das sensações e percepções como meio de identificar e restaurar funções comprometidas do ego. Perls traduzirá essa proposta como "terapia de concentração". Com essas conceituações, ele pretendia superar o que ele considerava dicotômico na primeira e na segunda tópica freudiana.

O conceito de ego insubstancial não aparece explícito nas outras obras de Perls, mas o tema é reformulado por meio da teoria das funções do ego e da teoria do self em uma conceituação mais fenomenológica e diferenciada da psicanálise.

A ESTRUTURA E OS TEMAS DO LIVRO

Aparecem ao longo de todo o livro as reformulações da psicanálise e as novas ideias sobre o funcionamento do ego em suas funções de identificação e alienação, por meio da energia agressiva, a serviço dos instintos de autopreservação, fome e defesa. O tema é estruturado em três partes:

Parte I – Holismo e psicanálise	Embora reconheça o valor de Freud na elaboração de uma psicologia genuinamente estrutural, o autor critica as deficiências do sistema freudiano. Por meio da revisão da noção de ego, propõe ampliar a teoria freudiana reforçando a estrutura do sistema psicanalítico.
Parte II – Metabolismo mental	Perls esboça uma teoria da personalidade organísmica e holística, deslocando o objeto da psicanálise do psíquico para o organísmico. A ideia é a elaboração da biologia da fome e da alimentação como modelo de vida organísmica holística, enfatizando o papel da agressão nas funções de identificação e alienação. Perls faz ainda uma releitura da psicologia da Gestalt, da noção organísmica de Goldstein, do pensamento diferencial de Friedlaender e da personalidade holística (integrada) de Smuts.
Parte III – Terapia de concentração	O autor apresenta aqui sua proposta terapêutica. Considerando a evitação a característica principal das neuroses do Ego, Perls procurou desenvolver uma ação terapêutica de restauração do contato mediante o trabalho com as evitações geradoras de conflito. A terapia de concentração deveria recuperar as partes da personalidade desvitalizadas devido à evitação resultante do conflito entre as necessidades sociais e biológicas, promovendo assim sua integração.

Na Parte I, **Holismo e psicanálise**, Perls (2002, p. 131) diz ter descoberto que "o instinto de fome e as funções do ego desempenhavam um papel muito maior em quase toda psicanálise do que [ele] estava inclinado a esperar". Justificando a proposta de mudança de foco da pulsão sexual para os instintos de fome e agressão, ele afirma (*ibidem*, p. 133): "Freud prestou um grande serviço à humanidade libertando o instinto sexual, mas chegou o momento – para citar Bertrand Russell – 'para a análise de outros instintos, principalmente do instinto de fome'". A inovação dessa proposta exigiria o aporte de uma revisão do que já havia sido escrito sobre o ego e o desenvolvimento de uma teoria mais abrangente.

Assim, Perls revisitou sua compreensão de conceitos psicanalíticos naquilo que julgou necessário redimensionar. Para isso, além da elaboração do conceito de ego insubstancial em diferenciação ao conceito de ego psicanalítico, fez inúmeros recortes. Priorizamos dois deles: o tempo da causalidade e as funções de autopreservação.

Na avaliação de Perls (*ibidem*, p. 40),

> a psicanálise acentua a importância do inconsciente e do instinto sexual, do passado e da causalidade, das associações, da transferência e das repressões, mas subestima ou negligencia as funções do ego, instinto de fome, do presente e da intencionalidade, da concentração, as reações espontâneas e a retroflexão.

Se a psicanálise acentuava a importância do inconsciente e do instinto (das pulsões) sexuais, do tempo da causalidade (passado, presente e futuro), das transferências e repressões (recalques), ainda não tinha desenvolvido questões fundamentais para a compreensão do aparato organismo-psíquico-ambiente. Assim, Perls diz ser necessário compreendermos as funções do ego, o instinto da fome, o tempo presente da intencionalidade e das reações espontâneas, bem como tudo que diz respeito a esses temas. Porém, o que era para se tornar expansão tornou-se exclusão – o que era considerado raiz psicanalítica passou a ser desconsiderado.

Nesse momento, tanto a psicanálise quanto Perls buscavam uma totalidade teórica, na qual o funcionamento da pessoa no mundo fosse mais holisticamente compreendido. No entanto, as questões relacionadas à intencionalidade do tempo presente descartaram o tempo como memória e como causa – e, com isso, nossa historicidade na teoria e na clínica. A questão foi resolvida pelas gerações vindouras de Gestalt-terapeutas, que, recorrendo a Merleau-Ponty, identificaram a ingenuidade de um tempo presente sem memória. Não podemos deixar de mencionar estudiosos e pesquisadores – como Michael Vincent Miller, Jean--Marie Robine e Walter Ribeiro – que fizeram da fenomenologia de Merleau-Ponty uma rica interlocução para a compreensão da profundidade e radicalidade dos escritos de Perls e de seus colaboradores.

Se o tempo presente veio à tona e foi interpretado de forma simplória à custa do tempo causal, as pulsões de autopreservação tomaram a cena e foram interpretadas ingenuamente a expensas das pulsões sexuais. Mais uma vez, o que era ampliação se tornou exclusão. Vida psíquica e vida organísmica tomaram rumos teóricos excludentes.

Se Freud interessou-se pelas vicissitudes da vida sexual de suas histéricas e alcançou a construção de um aparelho psíquico, Perls queria compreender a energia agressiva a serviço das funções de autopreservação e alcançou a construção de um funcionamento organísmico. Nesse processo, desenvolveu a teoria das funções dos instintos de autopreservação individuais, representados pela "satisfação das necessidades alimentares e pela autodefesa" (2002, p. 72-73).

Segundo Laplanche e Pontalis (2001, p. 404), Freud designa as pulsões de autoconservação como "o conjunto das necessidades ligadas às funções corporais essenciais à conservação da vida do indivíduo; a fome constitui o seu protótipo". Os autores acrescentam que "Freud nunca se dedicou a apresentar uma exposição de conjunto sobre as diversas espécies de pulsões de autoconservação [...]. Todavia, parece admitir a existência de numerosas pulsões de autoconservação, tão numerosas quanto as grandes funções orgânicas" (*ibidem*, p. 405-6). Tais explicações levam-me a concluir que os instintos de autoconservação de fome e defesa, estudados por Perls, têm como referência as pulsões de autoconservação freudianas[19].

Ao adotar o pensamento diferencial, compreendido como a integração das polaridades fundamentais pela recuperação do trânsito entre os polos, Perls utilizou a dimensão polar dos instintos de autopreservação de fome e defesa em relação ao crescimento. Considerou-os dicotomizados neuroticamente na cultura da época e propôs meios de recuperar e integrar os instintos de autopreservação e de crescimento. Mediante a noção de ponto-zero, considerando-o ponto da saúde, foi-lhe possível discorrer sobre o resgate do trânsito entre esses polos dicotomizados.

Por meio da reintegração dos instintos de fome e defesa dicotomizados, Perls conseguiu teorizar sobre a recuperação da capacidade criativa de crescimento como resgate da saúde, tema que sempre perseguiu. Por esse viés, estudou a recuperação da energia agressiva a serviço das necessidades organísmicas.

Os conceitos psicanalíticos revisitados, articulados a conceitos da psicologia organísmica de Kurt Goldstein, do holismo de Jan Smuts e da psicologia da Gestalt, permitiram a Perls um ato de apreensão teórica, momento em que ele reorganiza essas diversas concepções em um novo todo significativo. Vale destacar o processo perceptivo figura-fundo apontando para a dinâmica das polaridades. Do mesmo modo, sobressai o trabalho da autorregulação organísmica na orientação da espontaneidade criativa do organismo (*awareness*).

A Parte II, **Metabolismo mental**, traz o que o autor considera sua contribuição à teoria psicanalítica, a saber, sua elaboração

FÁDUA HELOU

da biologia da fome e da alimentação como modelo de vida organísmica, enfatizando os mecanismos de agressão e assimilação: "Tenho de enfatizar uma vez mais a semelhança estrutural dos processos mentais e físicos", diz ele (2002, p. 174). Perls enfatiza que essa correlação se torna evidente se acreditamos na premissa da noção de indivisibilidade do organismo proposta pelo pensamento holístico. Ao correlacionar os processos alimentar e mental, ele concebe a ideia de que o início da mastigação marca a introdução da criança na aprendizagem do processo de assimilação em oposição ao de introjeção prevalente na fase do aleitamento.

É interessante pontuar que Perls faz um deslocamento do psíquico para o organísmico, em consonância com seus ideais, esperando com isso ampliar a concepção da estrutura psíquica psicanalítica. Nessa articulação, esboça uma teoria da personalidade de base holística, tema fundamental na obra *Gestalt-terapia*.

Perls apropriou-se ainda da noção de personalidade holística de Smuts e a adaptou, pois estava interessado numa concepção organísmica estrutural, como expressão específica da integração de aspectos do corpo, da alma e da mente, e não numa concepção holística idealista, universal ou teleológica.

Organizando o conceito de pensamento diferencial em articulação com a teoria de campo de Kurt Lewin, com base na teoria organísmica de Goldstein mediante o processo perceptivo de figura-fundo da psicologia da Gestalt, Perls concebe o homem relacionado ao meio na formação de um campo onde atuarão essas forças. Com a noção de campo, Perls consegue uma conceituação teórica referente à interação homem/meio.

Na Parte III, Perls propõe um novo método, a **Terapia de concentração**, que julgou mais adequado para lidar com os distúrbios das funções de autopreservação do Ego, em substituição ao método de associação livre – relacionado ao trabalho de recuperação dos conteúdos recalcados do Inconsciente.

Para Perls (*ibidem*, p. 119), a evitação é característica principal das neuroses do Ego, constituindo "um fator geral provavelmente encontrado em todo mecanismo neurótico". Assim, afirma que "todo contato, seja ele hostil ou amigável, ampliará nossas esferas, integrará nossa personalidade e, por assimilação, contribuirá para nossas capacidades, desde que não esteja repleto de perigo insuperável e haja uma possibilidade de dominá-lo" (*ibidem*, p. 110). Desse modo, procura desenvolver uma ação terapêutica de restauração do contato mediante o trabalho com as evitações.

Perls reconhece que a evitação biológica de perigos é essencial na autopreservação do indivíduo, como também na proteção contra o "que ameaça enfraquecer o todo ou partes da personalidade". Porém, salienta que "a desvantagem da 'evitação' é a deterioração da função holística" (*ibidem*, p. 109). E prossegue: "Pela evitação, nossas esferas de ação e nossa inteligência se desintegram" (*ibidem*, p. 110).

O método, conforme as premissas holísticas e gestálticas, deveria promover a integração de partes da personalidade em conflito, geradoras da evitação, mais do que a dissolução do próprio conflito. Perls se fundamenta na concepção de Reich (1975) sobre o conflito entre os instintos e o mundo exterior, diferenciando-se da noção de conflito psíquico teorizado por Freud.

Reich enfatizou o fortalecimento do indivíduo na luta contra as demandas sociais e culturais que exigem a supressão ou o controle dos instintos, assim como a oposição às forças políticas, econômicas e sociais que atuam nesse controle. E buscou no corpo as manifestações dos conflitos psíquicos por meio dos sinais da formação dos sintomas, considerados tentativas de manter a unidade do organismo. A neurose, para Reich, é resultado da perda de autonomia do indivíduo diante das determinações e pressões sociais.

Assim, nesse livro, o conflito de inspiração reichiana, do ponto de vista organísmico, aparece como um conceito importante, estando na base da determinação do método a ser criado para essa proposta, sendo também central em sua próxima obra:

O conflito mais importante que pode levar a uma personalidade integrada ou a uma neurótica é o conflito entre as necessidades sociais e as biológicas do homem [...] com muita frequência o autocontrole exigido socialmente pode ser alcançado apenas à custa da desvitalização e do enfraquecimento das funções de grandes partes da personalidade humana — à custa da criação de neurose coletiva e individual. (Perls, 2002, p. 105-6)

Para Perls, o mecanismo mais comum nas situações de conflito consideradas insolúveis pelo organismo são as evitações. Assim, ele desenvolve uma proposta psicoterápica para trabalhá--las a fim de recuperar as partes da personalidade desvitalizadas devido à evitação resultante do conflito entre as necessidades sociais e as biológicas. Segundo ele, a agressão é uma das energias mais visadas pelo controle externo social e moral, estando portanto muito vulnerável ao controle interno por meio da repressão. Dessa forma, Perls contempla o estudo da energia agressiva (agressão como função ou energia) a serviço das funções de autopreservação de alimentação e defesa.

A escolha da energia agressiva relacionada aos instintos de autopreservação é coerente com o propósito de Perls de estudar os processos aí envolvidos. A agressão é vista como uma energia vital de autopreservação pelo seu poder transformador:

Agressividade é um processo humano, inato [...] tem algo de existencial, de sentido de vida, na medida em que expressa um momento de autopreservação, uma tentativa de autorregulação organísmica ou de ajustamento criativo. É um instinto pela vida, a favor da vida. [...] o processo de assimilação e, mais ainda, o de metabolização do diferente demandam uma energia e uma força para domar e assimilar o diferente. (Ribeiro, 2006, p. 60)

Em consonância com sua experiência reichiana e a proposta de superar a dualidade corpo/mente, Perls incluiu a atenção ao corpo na narrativa do paciente – como fonte de conhecimento sobre as suas evitações – e a consciência dessas evitações. Nessa proposta, ampliou a regra básica da psicanálise, agregando ao método de associação livre dizer ao paciente "que se espera que ele comunique tudo o que sente em seu *corpo* [...] tudo o que ele experiencia mental, emocional e *fisicamente*" (2002, p. 122).

Essa proposta terapêutica é inovadora, pois se desloca para o presente, para o corpo atual e para a conscientização das experiências do paciente nas esferas da totalidade da personalidade: pensamento, sentimento e ação. Perls declara ter-se inspirado no conceito teórico de formação de caráter de Reich (1975, p. 159), segundo o qual o caráter é uma alteração crônica do eu – numa reação defensiva contra os perigos exteriores e interiores, essa cronicidade resulta na formação de couraças musculares rígidas, pouco permeáveis e, portanto, inibidoras da "mobilidade psíquica total", além de responsáveis pela diminuição das relações com o mundo exterior.

Quanto ao método, Perls diz que a terapia de concentração foi iniciada por Reich e que ele, Perls, estava tentando desenvolvê-la sistematicamente. Consistia numa série de exercícios desenvolvida com o propósito de aumentar a *awareness* do momento presente da fronteira organismo/ambiente (Stoehr, 1994). Importante ressaltar que com isso Perls não pretendia o "fortalecimento da dimensão saudável da consciência"; indo além, aumentar a *awareness* significaria despertar a atividade criativa de restabelecimento da unidade organísmica, o início da elaboração de uma proposta radical, inovadora e de difícil compreensão.

Assim, o foco passa a ser o trabalho do ego e de suas funções como fenômeno de fronteira, conforme redefinido por Perls. O conceito de Ego perde sua característica substancialista e aproxima-se da noção de ego como função, numa ruptura paradigmática com a psicanálise freudiana. As técnicas abrangem patologias ou distúrbios no variado campo das formas de o homem se relacionar com o meio, com exercícios de recuperação de *awareness* em relação a alimentação, visualização, percepção corporal, distúrbios somáticos, distúrbios do sono, neurastenia, retroflexões e gagueira, entre outros. O que significa trabalhar no presente com as formas de ser e estar no mundo, tendo a ambiciosa meta de recuperar, ampliar e reintegrar as possibilidades do dialético encontro organismo-ambiente.

Perls não parece negar a vida psíquica, foco da psicanálise, mas procura integrar ao psíquico outras expressões da personalidade na busca de uma totalidade organísmica que, no conjunto, passa a ser seu foco: a mente, a alma e o corpo[20].

A INTEGRAÇÃO DOS CONCEITOS

Os CONCEITOS INTRODUZIDOS EM *Ego, fome e agressão* – campo, ponto-zero, espontaneidade, autonomia/maturidade e autorregulação – permitiram a criação de uma teoria para explicar o funcionamento da autorregulação organísmica numa estrutura da personalidade, pensados com base na ação da função do ego – a parte estrutural e funcional da personalidade que age na realidade mediante suas funções de orientação, a saber, assimilação e destruição.

Assim, Perls consegue descrever o processo de autorregulação organísmica e explicá-lo conceitualmente utilizando as noções de formação de um campo pleno de interesses e um potencial criativo: "a 'indiferença criativa' é o fundamento dinâmico do processo de autorregulação que caracteriza o campo organismo-meio" (Müller-Granzotto e Müller-Granzotto, 2007b, p. 55). Esse conceito de autorregulação organísmica tem por base um ciclo natural de mudança contínua, sendo "a postura harmônica do homem diante do fluxo da vida é a de estar aberto às mudanças que ocorrem e não a de construir mudanças previamente determinadas de um estado para outro" (Lima, 2005a, p. 44). Isso vai dar a Perls ferramentas para pensar um homem em movimento e permitir deslocar a ação terapêutica dos conflitos pulsionais intrapsíquicos para os conflitos interpsíquicos, que no corpo organísmico encontravam sua expressão.

Perls quis elaborar uma teoria e uma prática que resgatassem o potencial criativo da personalidade humana; tratar-se-ia de resgatar a "indiferença criativa", isto é, a possibilidade do homem de estar em um estado potencialmente criativo em que as forças espontâneas de cada um pudessem agir de forma integrada. Por isso, a nova técnica, de inspiração gestáltica, era um trabalho de resgate da função criadora do ego. Perls (2002, p. 263) diz:

A nova técnica desenvolvida neste livro é teoricamente simples, sua meta é recuperar a sensação de nós mesmos [...] não é um procedimento intelectual, embora não possamos ignorar totalmente o intelecto. [...] nosso objetivo é despertar o organismo para uma vida mais completa.

Vemos aqui a reintrodução de alguns temas imbricados do Expressionismo e do Romantismo alemães. É a tentativa de Perls de aproximar o trabalho analítico dos conceitos filosóficos e artísticos com que convivera na Europa. Ele recuperou, assim, temas que lhe eram caros e não considerava suficientemente elaborados pelas ciências: liberdade, escolhas, dualidade da vida, criatividade, espontaneidade, estrutura-função, estética. Perls vislumbrou a possibilidade de levar para a clínica sua experiência intelectual teórica e acadêmica, além de suas experiências culturais europeias vividas em um mundo de vanguarda.

Assim, o livro é valioso porque contém de forma embrionária o que será desenvolvido mais tarde, sobretudo com a cooperação imprescindível de Paul Goodman, em 1951. Perls consegue articular conceitos de Smuts, Goldstein e Friedlaender e retomar, numa aplicação teórico-clínica, os ideais da geração expressionista europeia, sob inspiração da filosofia de Nietzsche e Gustav Landauer, traduzidas nos conceitos de individualidade, espontaneidade, criatividade, escolhas, liberdade, maturação e autonomia.

FÁDUA HELOU

DESLOCAMENTOS DE FOCO

RECONSIDERANDO O PSÍQUICO: SOBRE A NOÇÃO DE ORGANISMO

COMO A TEORIA FREUDIANA tem por base a construção e o desenvolvimento de hipóteses sobre o psíquico e seu funcionamento, a meta de Perls era ampliar esse estudo considerando os fenômenos em sua totalidade física, psíquica e mental. Para isso, recorreu à construção teórica de Smuts sobre personalidade holística, principalmente às noções de totalidades e evolução por meio da formação de novas totalidades. De Goldstein, utilizou as noções sobre o funcionamento organísmico em um campo com base na psicologia da Gestalt.

A introdução do conceito "organismo"[21] se traduz na tentativa de teorizar um corpo organísmico em um campo, agente da manutenção de seu equilíbrio – ação nomeada por ele de autorregulação organísmica.

Perls (2002, p. 39) parte da hipótese goldsteiniana de que "o organismo se esforça pela manutenção de um equilíbrio que é continuamente alterado pelas suas necessidades, e recuperado por sua satisfação ou eliminação". Um desequilíbrio na relação entre o indivíduo e a sociedade resultará na neurose, "caracterizada por diversas formas de evitação, principalmente a evitação do contato" (*idem*). Essas hipóteses serão as premissas da obra de 1951, desenvolvidas com base no conceito fundamental de autorregulação organísmica do ponto de vista psicológico e de neurose como distúrbio de crescimento, em decorrência da evitação dos conflitos.

Perls postulava, com base na integração das teorias, estudar os aspectos do funcionamento do homem autorregulado – gestor de si mesmo e, portanto, de suas escolhas – em detrimento do homem da psicanálise, o sujeito do Inconsciente. Na revisão de Perls, ganha destaque a função organísmica de inter-relação com o meio, na busca do equilíbrio por meio das funções do ego.

110

Para Perls (2002, p. 105), a criação de novas totalidades, centrais no crescimento, segundo Smuts, "não é realizada por fusão, mas por esforços mais ou menos violentos". Desse modo, ele afirma ser necessária a ação do ego, por meio das forças agressivas, consonante com as leis de conflito e integração, para criar novas totalidades. Daí seus esforços para rever o conceito de ego como referência ao estudo do crescimento da personalidade, como veremos adiante.

Partindo da descrição do inexorável imbricamento entre o homem e seu meio, conforme Smuts; do inexorável conflito entre o homem e a sociedade, conforme descrito por Freud em *O mal-estar na civilização* (1930/1996); e da formação de sintomas corporais em Reich, Perls procurou um conceito que, na mediação desse conflito, ultrapassasse o psíquico e não reduzisse o indivíduo à ação das forças inconscientes. Chegou, então, à ideia de *autorregulação organísmica do ponto de vista psicológico*, inspirado na autorregulação organísmica de Goldstein. Assim, Perls (*idem*) define que "o conflito mais importante que pode levar a uma personalidade integrada ou a uma neurótica é o conflito entre as necessidades sociais e as biológicas do homem". Desse modo, o objeto de estudo deslocava-se para um campo no qual atuassem outras forças – "as organísmicas", por serem elas as forças de ajustamento. Ao considerar a função do ego em atuação em um campo experiencial, incluindo o corporal e o mental integrados, e interagindo em um meio externo, o tempo presente emerge, de forma inédita, como proposta terapêutica. Começa a prevalecer o conceito de *aqui e agora*.

Perls não parecia, naquele momento, estar negando a noção de inconsciente, mas deslocando o foco para a análise de uma área relacionada à interação homem/meio, mediante um conceito que incluísse o corporal/biológico. Além disso, o inconsciente foi entendido de maneira peculiar na obra *Gestalt-terapia* (Perls, Hefferline e Goodman, 1997, p. 101):

Na verdade, a nossa ideia do inconsciente como [...] aquilo que é expulso e inutilizado é errada. O que não reconhecemos como sendo nós mesmos é exteriorizado de qualquer modo. [...] O que não é vivido aqui, como consciência, é vivido lá, como tensão muscular, emoções incompreensíveis, percepção dos outros e assim por diante. Nada desaparece, mas é deslocado e desarranjado.

Em *Ego, fome e agressão* (2002, p. 269), Perls baseou-se na psicologia da Gestalt para articular essa ideia: "A Gestalt oculta é tão forte que deve se manifestar no primeiro plano, em geral na configuração de um sintoma ou outra expressão disfarçada". Dessa forma, identificou nas evitações, expressas no corpo ou na linguagem, a evidência desses sintomas, dessas expressões disfarçadas. Ele afirmou (*ibidem*, p. 268): "Consideramos a evitação [...] a característica principal da neurose". Assim, em *Ego, fome e agressão* as "evitações" se tornaram o foco clínico com o objetivo de trabalhar o conflito neurótico[22].

OS PARES ANTITÉTICOS NO PENSAMENTO DIFERENCIAL

O PENSAMENTO EM OPOSTOS era familiar a Perls, embora lhe incomodasse seu aspecto metafísico. Ele afirma (*ibidem*, p. 48): "O pensamento em oposto é a quintessência da dialética [...] é uma qualidade essencial de nossa mentalidade e da vida em si mesmo".

Tal ideia era representada no pensamento freudiano pelas noções equivalentes "pares antitéticos", "pares de opostos" e "polaridades". Com essas expressões, Freud referiu-se à ideia de um dualismo fundamental da vida psíquica, designando as grandes oposições básicas. Laplanche e Pontalis (2001, p. 337) esclarecem que a noção de par de opostos "inscreve-se naquilo que foi uma constante exigência para o pensamento de Freud: um dualismo fundamental que permitisse, em última análise, traduzir o conflito". Jorge (2002, p. 104) observa que as dualidades que encontramos em Freud põem em jogo categorias que se opõem dialeticamente e cujos termos implicados não existem fora da relação de oposição: "Na dualidade, os elementos que a formam só existem na e pela relação estabelecida".

Ao trabalhar na dimensão organísmica, Perls identifica no organismo vários sistemas que são formados por dois opostos indissociáveis, aqueles que não existiriam fora da relação de oposição. Mas, indo além do pensamento freudiano, ele aponta a relação de complementaridade recíproca que esses pares de opostos mantêm entre si: "Opostos *dentro do mesmo contexto* estão mais estreitamente relacionados entre si do que em relação a qualquer outra concepção, isto é, apresentam uma grande afinidade entre si" (2002, p. 48)[23].

Há outra diferença fundamental entre o pensamento em dualidades freudiano e a proposta de Perls em *Ego, fome e agressão*. Perls identifica na psicanálise alguns importantes pares de opostos que ele considerou arbitrariamente concebidos como dualidades e propõe a eleição de outros como essenciais. Ele rejeita o par de opostos fundamental na primeira tópica do pensamento freudiano, consciente e inconsciente, e os pares da segunda tópica, pulsão de vida e pulsão de morte – dando ao tema um direcionamento bem diferente do psicanalítico. Nessa perspectiva, Perls propõe o trabalho com polaridades como fundamento da gênese dos conflitos a partir da dicotomização das dualidades.

Perls parece partir da segunda tópica freudiana, segundo a qual a pulsão de vida, em oposição à pulsão de morte, passara a agrupar as funções de autoconservação e libidinais. Perls não considera as pulsões de morte, teoria que gerou muito polêmica. Porém, em sua revisão, menciona apenas as funções de autoconservação, pouco estudadas por Freud. E, por ver problemas na conceituação do seu oposto – a noção de libido[24] –, Perls a substitui pela noção de crescimento. Forma, assim, outro par de opostos entre as funções de autopreservação e crescimento.

Assinalamos aqui outro motivo de confusão conceitual, pois, inspirados nessa obra de 1942, PHG, no livro de 1951, usarão crescimento ou desenvolvimento de forma intercambiável, referindo-se a noção de crescimento tanto a uma das dualidades da polaridade vital estabelecida entre autopreservação e crescimento como ao processo como um todo, englobando ambos os polos – o crescimento/desenvolvimento da pessoa.

PENSAMENTO DIFERENCIAL DE FRIEDLAENDER: A INDIFERENÇA CRIATIVA

PERLS REVÊ O TEMA de pares de opostos adotando a descrição de Friedlaender sobre a vivência dialética de um fenômeno por meio da concepção do pensamento diferencial. Assim, considera a dinâmica do dualismo dos sistemas vitais e sua espontaneidade criativa diretamente na experiência clínica. Na releitura de Perls (2002, p. 46), Friedlaender conseguiu descrever um modo simples de orientação primária, evitando uma perspectiva unilateral ao incluir o dualismo vital expresso pela afirmação de que "qualquer coisa [vital] se diferencia em opostos", o que permite "uma compreensão muito mais profunda da estrutura e da função do organismo". Dessa forma, incluindo a função dinâmica (processual) ao estrutural da psicanálise, Perls começa a superar o dualismo estrutura/processo.

Essa leitura dialética do campo da experiência, sem precisar recorrer às teses metafísicas, poderia ser incluída na experiência clínica sem a necessidade de cair no paradigma associacionista ao qual Fritz acusava Freud de recorrer:

As teses de Friedlaender permitiam uma descrição de nossas vivências de campo sem que, para tal, tivéssemos de admitir um agente exterior (causa primeira), uma teleologia (causa final, distinta dos próprios meios) ou uma forma rígida ou linear (causa formal) [...] A Perls interessava apenas o fato de que, na noção de "indiferença criativa", era possível encontrar uma apresentação da espontaneidade criadora vigente em cada campo holístico. (Müller-Granzotto e Müller-Granzotto, 2007a, p. 148-49)

FREDERICK PERLS, VIDA E OBRA – EM BUSCA DA GESTALT-TERAPIA

O conceito de pensamento diferencial provê ferramentas para refletir teoricamente sobre as situações de conflito, nas quais a pessoa fica presa em uma das polaridades com evidente empobrecimento da vida afetiva, como também a possibilidade de resgatar o equilíbrio e a perspectiva se ficarmos no *nada* do ponto-zero. É o ponto da "indiferença criativa" – lugar pleno de possibilidades em que o conflito dual se dissolve, permitindo a atuação da criatividade espontânea.

Segundo Perls, utilizando a aplicação do pensamento diferencial, as situações de conflito podem emergir de forma criativa na própria situação clínica (no presente). Isso permite analisar as situações de interrupção dos processos de fluxo de *awareness* devido ao enrijecimento de um dos polos das dualidades. Além de focar o trabalho clínico no presente, com essa conceituação Perls introduziu o tema de fluxo vital e suas interrupções.

O pensamento diferencial de Friedlaender deu a Perls a conceituação teórica necessária para pensar temas que serão caros a ele durante toda sua vida: a dualidade dos processos vitais e o estudo do resgate da expressão vital do espontâneo e do criativo na personalidade por meio da recuperação das dualidades desses sistemas. Em 1969, Perls reafirmará sua releitura de Friedlaender e a importância do tema.

DO TRABALHO PSÍQUICO AO METABOLISMO MENTAL: A AGRESSÃO

O CONCEITO DE METABOLISMO mental é uma grande inovação introduzida na Parte II de *Ego, fome e agressão*. Perls dedica 13 capítulos ao tema, parecendo ter-se inspirado na noção de trabalho psíquico da teoria psicanalítica.

De forma simplificada, o trabalho psíquico pode ser entendido como o conjunto das operações psíquicas necessárias em uma dinâmica pulsional, ou seja, ao trabalho de transformação do material intrapsíquico. Perls constrói a hipótese de um "trabalho organísmico", que consiste na assimilação intelectual, mental e

115

social, por parte da personalidade, do material externo e interno, a fim de lidar com o conflito que surge de um elemento estranho, diferente ou hostil – os conteúdos do metabolismo mental serão as percepções e sensações internas e as provenientes da realidade. Assim, Perls agrega ao trabalho do Ego, na sua função mediadora da realidade externa e interna, a função do ego de organização espontânea e criativa (intencionalidade organísmica). Parte daí também a importante noção das forças agressivas como predominantes e prioritárias no processo de metabolismo mental. Para Perls, o metabolismo mental inclui assimilação e rejeição, isto é, o material novo que mediante a ação do ego pelas forças agressivas pode se tornar parte do self e do seu crescimento ou ser rejeitado. Tal proposta não invalida a conceituação de introjeção, mas acrescenta-lhe o aspecto saudável de assimilação e rejeição em um trabalho de identificação do ego. Começa a se delinear, a partir daí, a noção de autorregulação organísmica baseada nos processos de assimilação e rejeição – que, revisitada, será fundamental na obra de 1951.

DO INSTINTO SEXUAL À SEXUALIDADE

Em *Ego, fome e agressão*, Perls vai de encontro a alguns fundamentos básicos da psicanálise da época. Posiciona-se em consonância com o grupo de Karen Horney, priorizando as questões do ambiente como geradoras do conflito neurótico, e com Reich, que se apoiava em uma concepção da sexualidade biológica mais próxima da sexologia e via o corpo presente como local de expressão das resistências geradas pelos conflitos intrapsíquicos – "também as teses reichianas sobre a unidade do organismo e os estudos sobre a formação da vida, de alguma forma, encontraram um eco no modelo organísmico de Goldstein" (Belmino, 2014a, p. 28).

Recuperar a origem teórica da escolha de Perls pela primazia do instinto de fome e defesa é importante porque evidencia que não houve uma rejeição ao tema da constituição da sexualidade, mas o estabelecimento de uma hierarquia que determinará o foco de seu trabalho teórico e clínico. Para o autor, o conflito principal em sua revisão estará entre aqueles decorrentes do instinto biológico da fome e defesa mediante a função (energia) organísmica da agressão que atua em ambos.

Segundo Perls, os instintos de autoconservação – fome e defesa – preservam o indivíduo e o instinto sexual preserva a espécie. Nesse âmbito, há uma hierarquia bem marcada: a preservação do indivíduo prevalece sobre a preservação da espécie. Devemos notar que Perls não nega o instinto sexual, apenas o coloca em segundo plano. Vale uma ressalva: em afinidade com o pensamento de Reich, o instinto sexual a que Perls (2002, p. 133-34) se refere é o biológico, e ele enfatiza essa diferença: "Para a análise de outros instintos, principalmente do instinto de fome [...] somente será possível limitando o instinto sexual à sua própria esfera, isto é, ao sexo e nada além de sexo".

A dualidade entre as pulsões de autoconservação e as sexuais já tinha sido apontada por Freud em 1910. Perls concorda com a teoria freudiana da primeira tópica ao enfatizar a dualidade entre a questão biológica da fome e a sexual. Segundo Laplanche e Pontalis (2001, p. 405):

> Em 1910, Freud enuncia a oposição que permanecerá essencial na sua primeira teoria das pulsões. De muito especial importância [...] é a inegável oposição que existe entre as pulsões que servem à sexualidade, à obtenção do prazer sexual, e as outras que têm por meta a autoconservação do indivíduo, as pulsões do ego.

Nessa primeira tópica, as pulsões do ego são assimiladas às de autoconservação e contrapostas às sexuais. Os autores acrescentam que Freud apoiou-se no antagonismo entre as pulsões que tendem à conservação do indivíduo e as que servem aos fins da espécie. Dessa forma, nesse tema, o que poderia parecer uma oposição de Perls a Freud era uma incorporação teórica.

Porém, os argumentos teóricos de Perls foram confusos em relação à teoria psicanalítica da primeira tópica e omissos em relação à segunda, o que acarretou comparações apressadas na sua revisão à teoria freudiana clássica, principalmente sobre a teoria da sexualidade. Os conceitos teóricos referentes à sexualidade no enfoque freudiano sofreram persistentes críticas de Perls, em especial a noção de libido – o que, infelizmente, foi incorporado, sem revisão, à Gestalt-terapia. Sobre o assunto, que continuará sendo objeto de críticas ao longo de outras obras, Perls afirma (2002, p. 132):

> Finalmente, cheguei a um ponto em que a teoria da libido – apesar de ser uma ajuda valiosa na obtenção de conhecimento sobre as características patológicas do tipo oral, anal, narcisista e melancólico – se tornou mais uma desvantagem do que um auxílio. Então, decidi examinar o organismo sem uma visão libidinal [...].

Assim, embora apresente alguns inconvenientes, para Perls a noção de libido ainda era importante como ferramenta teórica para o tratamento de determinados temas. No decorrer de suas obras, porém, ele eliminou esse conceito e o tornou um dos pontos críticos da psicanálise freudiana que discute em seus livros de 1969.

Outro tema nevrálgico é o estudo da sexualidade do ponto de vista instintivo e pulsional. Ao analisar teoricamente a sexualidade, Perls o faz do ponto de vista do instinto sexual, isto é, no âmbito do biológico, pois seus estudos visam analisar os instintos de autopreservação. Já Freud trabalha a questão da sexualidade predominantemente como pulsional. Em *Ego, fome e agressão*, Perls não se detém na diferenciação freudiana entre desejo (pulsão) e necessidade (instinto) e, assim, aspectos conceituais diferentes são tratados indistintamente. Os comentários e as críticas de Perls ao tema da sexualidade como tratado por Freud não levam em conta essa distinção, sobretudo em relação ao objeto de satisfação de um e de outro conceito. De modo que, no desenvolvimento da teoria da Gestalt-terapia, sem consideração à teoria de origem, o estudo do tema ficou conceitualmente empobrecido.

Pela trajetória de Perls, sabemos que o tema da sexualidade sempre teve lugar – sua pretensão não era negá-lo, mas recolocá--lo – no patamar de outras forças vitais de autopreservação. Porém, ao restringir o âmbito teórico da sua análise, sua teoria não provê um conceito que permita incluir o sexual, entendido no seu sentido idiossincrático e cultural – isto é, o sexual entendido além de uma força biológica instintiva. Ressalto que Perls não fez essa redução na sua prática; além disso, por sua formação filosófica e científica, não acredito que assim ele considerasse, o que pode ser observado nas descrições dos seus casos clínicos.

A noção de *necessidade*, introduzida nessa obra e apropriada da teoria freudiana clássica, também foi prejudicada por essa indistinção. O conceito de *necessidade* é usado por Freud para se referir às pulsões de autoconservação, exatamente como Perls, Hefferline e Goodman o fazem em *Gestalt-terapia* (1997), sendo central nessa obra. Fritz tentou substituir a noção de pulsão – por julgar hipotética e supersexualizada – pelo conceito mais simples e orgânico (portanto fenomênico) de *necessidade* para se referir a uma das forças vitais mais importantes que atuam no homem. Com isso, fez um recorte teórico no conceito para tratar da complexidade daquilo que move o ser humano. Perls parece ter deparado com esse problema em suas obras posteriores, pois no livro *A abordagem gestáltica* (1988) ele introduz o conceito de "preferência", usando-o alternadamente com "necessidade" – ampliando, assim, seu significado.

Talvez, na sua crítica à ênfase ao sexual em Freud, Perls tenha deixado a revisão da teoria sem ferramenta conceitual para o tratamento de questões ligadas a algo mais que o orgânico, tal como o desejo. À medida que a teorização sobre a clínica gestáltica evoluiu, tais conceitos se revelaram insuficientes. Talvez, revisitar o tema incorporando a noção merleaupontyana de *forma*, na qual as ordens física, vital e simbólica se integram estrutural e dinamicamente, possa superar essa dicotomização conceitual que ainda persiste na teoria gestáltica.

FÁDUA HELOU

DO TODO E SUAS PARTES E A NOÇÃO DE GESTALT

UMA IDEIA FUNDAMENTAL ADAPTADA por Perls da obra de Smuts e da psicologia da Gestalt é a de que

o conceito de todo não pode ser entendido como um princípio geral ou como uma tendência, mas como um tipo de estrutura, um esquema ou um enquadre que, entretanto, só pode ser completado com circunstâncias concretas da experiência presente. Um todo é a síntese de uma estrutura de partes. (Smuts, 1996, p. 118)

Desse ponto de vista, a realidade forma uma unidade orgânica e dinâmica entre o todo e suas partes; qualquer distúrbio em uma dessas partes pode afetar o todo, o que geraria um esforço cooperativo entre elas para reajustar as suas funções, visando restabelecer o equilíbrio do organismo. Porém, só a experiência presente, com sua concretude, permitiria trabalhar esse aspecto da realidade. Esse foi um dos pilares para a teoria clínica dos sintomas, baseado na teoria do ajustamento organísmico. Ele aparece em *Ego, fome e agressão*, mas só será mais bem elaborado posteriormente.

A questão temporal incluída nessa concepção tem sido estudada na Gestalt-terapia. Verificamos a superação da antiga desvinculação do presente com o passado e o futuro, sendo o tempo visto como fenomenológico. Porém, os estudos que empregam as noções de estrutura, forma e todo têm utilizado uma forma conceitual muito variada e, por vezes, dicotomizada. Além disso, a noção de todo estrutural e dinâmico, na Gestalt-terapia, muitas vezes recebeu uma reformulação tanto de tendência (espécie de lei de funcionamento) como de aspecto processual desse funcionamento – um campo para futuras pesquisas, que possam superar a dicotomia presente nos estudos teóricos da abordagem.

Mesmo que um dos focos da Gestalt-terapia sejam os vários processos envolvidos na constituição do self, assim como as várias faces de sua atuação de intermediação do sujeito com o meio, a abordagem não poderá deixar de considerar os processos estruturantes, tendo em vista que a formação de totalidades prevê uma simultaneidade processual e estruturante na constituição e atuação do self. Carvalho (2004) propõe a inclusão dessa simultaneidade para prover condições teóricas de elaboração das funções diferenciadas do self no âmbito do que a autora chamou de articulação entre uma estrutura processual e um processo estruturante, no modo de ser e estar singular do indivíduo no mundo. Essas considerações poderiam superar sobretudo a dualidade corpo-mente, definindo a personalidade como uma totalidade. Para Smuts, a "personalidade" inclui "mente e corpo" numa relação estrutural, mantendo cada elemento em sua própria configuração e especificidade. Aqui também se localiza o germe da direção inter-relacional na futura Gestalt-terapia: é na dualidade da função mental que a personalidade evoluirá. A função da personalidade de conectar o homem a si e ao mundo se dará não apenas pela mente consciente; evolutivamente, será necessária a inter-relação corpo-mente para que tal função se desenvolva de modo pleno. Tal inter-relação terá como uma de suas características a codependência – um dos pilares do pensamento gestáltico posterior a *Ego, fome e agressão*.

Os experimentos da psicologia da Gestalt que resultaram na elaboração dos princípios da percepção deram a Perls a ideia de que o processo de formação figura-fundo é dinâmico, tendo características estéticas e criativas. Ele adotará tais características como princípios de um funcionamento saudável, aplicando-as à personalidade – uma personalidade saudável funcionará de forma criativa, espontânea e estética.

Perls ampara-se nos conceitos teóricos e filosóficos para desenvolver a noção de crescimento mediante o desenvolvimento de uma personalidade pelo processo de *awareness* – a dinâmica figura-fundo, de acordo com os princípios da psicologia da Gestalt. Com isso, procura superar o que considera um ponto de vista histórico-arqueológico da psicanálise. Ele não se interessa

FÁDUA HELOU

pela "arqueologia" da mente, mas pelo processo de crescimento pessoal – adotando aí as premissas da estrutura de personalidade com funções processuais estéticas e dinâmicas, gerando crescimento (evolução) pela autoconsciência (*awareness*) – por meio de um processo dinâmico, espontâneo e autônomo. Começa assim o processo de transição para o que virá a ser conhecido como Gestalt-terapia.

---

1. O presente capítulo, bem como o de número 7, originaram-se de minha dissestação de mestrado em Psicologia Clínica e Cultura (Helou, 2013)

2. Ironia: Perls também está no fim da vida quando fez essa comparação.

3. No ensejo do comentário, Maria Bonaparte (1869-1957) estava instalada na Cidade do Cabo (África do Sul), ocasião em que se opôs às posições pouco ortodoxas de Perls e de Wulf Sachs. Maria consagrou a vida à psicanálise e foi uma das fundadoras da Sociedade Psicanalítica de Paris (SPP), onde exerceu influência na defesa da psicanálise freudiana, com ferrenha oposição à segunda e à terceira gerações psicanalíticas francesas, especialmente a Lacan (Roudinesco e Plon, 1998).

4. Também em fuga do nazismo, Hartmann, psicanalista austríaco, emigrou para os Estados Unidos em 1941, com o aval de Freud, que o considerava um de seus melhores alunos, o que lhe deu uma posição de liderança dentro do movimento psicanalítico americano. Apesar de inicialmente ser o principal representante de uma ortodoxia freudiana ao lado de Anna Freud, desenvolveu a psicologia do ego, sendo muito criticado pelos psicanalistas freudianos (Roudinesco e Plon, *ibidem*).

5. Talvez por isso o livro seja publicado sem prefácio, introdução ou dedicatória, tendo somente duas páginas introdutórias com o título "Intenção".

6. Melanie Klein "formou em torno de si uma nova corrente"; havia ainda um grupo em torno de Anna Freud, que defendia a psicanálise freudiana, e outro ligado a Winnicott. "Cada uma das três correntes reivindicava uma leitura da obra freudiana e cada uma um modo diferente de formar psicanalistas" (Roudinesco e Plon, *ibidem*, p. 304-5).

7. Além de uma Apresentação escrita pelo editor e Gestalt-terapeuta Joe Wysong, foram resgatados o Prefácio da edição de 1945 da Knox, a Introdução de 1969 da Random House e as seções Intenção e Prescrição das primeiras edições. Também foram resgatados o subtítulo original, o desenho da capa e as ilustrações da publicação de 1947.

8. Para compreender melhor cada uma das teorias indicadas, confira Müller-Granzotto e Müller-Granzotto, 2007a, Capítulo 3, pp. 132-171.

FREDERICK PERLS, VIDA E OBRA – EM BUSCA DA GESTALT-TERAPIA

9. Nas palavras de Laplanche e Pontalis (2001), Ego é uma das instâncias do aparelho psíquico teorizadas na segunda tópica (1923), distinguindo-se do id e do superego. Esse conceito reagrupa também as funções e os processos conscientes, pré-conscientes e inconscientes (o ego é em grande parte inconsciente). Representa, no conflito neurótico, o polo defensivo da personalidade; põe em jogo uma série de mecanismos de defesa motivados pela percepção de um afeto desagradável – sinal de angústia.

10. Conceito esquemático da segunda tópica segundo o qual a instância do ego compõe o sistema psíquico junto com "o *id*, polo pulsional da personalidade e o *superego*, instância que julga e crítica, constituída por interiorização das exigências e das interdições parentais" (Laplanche e Pontalis, *ibidem*, p. 508).

11. Essa corrente desenvolveu-se a partir de 1939, sendo mais próxima da psicanálise clássica de Freud, embora faça uma revisão completa da segunda tópica, com grande ortodoxia de natureza técnica. Foi representada por psicanalistas europeus emigrantes, principalmente Heinz Hartmann, além de Rudolph Loewestein, Ernst Kris e Erik Erikson, constituindo a poderosa Escola de Nova York. Agregava o ideal pragmático de integração do homem na sociedade a uma crítica social que levava em conta os desarraigamentos e as diferenças individuais e coletivas (Roudinesco e Plon, 1998).

12. É provável que Perls e Hartmann tenham se encontrado na Europa, pois participaram de atividades no mesmo meio psicanalítico entre as décadas de 1920 e 1930.

13. Na obra de 1951, Perls, Hefferline e Goodman dedicarão o Capítulo 9 ao estudo da diferenciação entre a proposta da Gestalt-terapia e as teorias pós-freudianas sobre o self.

14. O aparelho psíquico freudiano se dividia em tópico, econômico e dinâmico. "Do ponto de vista dinâmico, o ego representa eminentemente, no conflito neurótico, o polo defensivo da personalidade; põe em jogo uma série de mecanismos de defesa, estes motivados pela percepção de um afeto desagradável (sinal de angústia)" (Laplanche e Pontalis, *ibidem*, p. 124).

15. "Do ponto de vista econômico, o ego surge como um fator de ligação dos processos psíquicos, mas nas operações defensivas as tentativas de ligação da energia pulsional são contaminadas pelas características que especificam o processo primário: assumem um aspecto compulsivo, repetitivo, desreal [*sic*]" (Laplanche e Pontalis, *ibidem*).

16. "Do ponto de vista tópico, o ego está numa relação de dependência tanto para com as reivindicações do id, como para com os imperativos do superego e exigências da realidade. Embora se situe como mediador, encarregado dos interesses da totalidade da pessoa, a sua autonomia é apenas relativa" (Laplanche e Pontalis, *ibidem*).

17. A noção de saúde que começa a tomar forma nessa obra, e se consolida no livro de 1951, é a de "um fluxo contínuo", isto é, a possibilidade de trocas contínuas do homem com o meio, constituindo a doença interrupções nesse fluxo. Outro aspecto afim entre o pensamento de Perls e Horney se refere às consequências desse enfoque em relação à terapêutica psicanalítica. Horney (1966, p. 14) propõe uma ampliação dos propósitos da análise, a saber, "devolver o indivíduo a si próprio, ajudá-lo a recuperar a sua espontaneidade e a encontrar em si mesmo o seu centro de gravidade".

FÁDUA HELOU

18. Segundo Laplanche e Pontalis (2001, p. 296), a preocupação de Freud ao introduzir o termo "neurose" era pôr em evidência o mecanismo psicogênico em toda uma série de afecções: "Neurose – afecção psicogênica em que os sintomas são a expressão simbólica de um conflito psíquico que tem raízes na história infantil do sujeito e constitui compromissos entre o desejo e a defesa".

19. Em relação à diferença entre os termos "pulsão" e "instinto", Müller-Granzotto e Müller-Granzotto (2007b, p. 58) observam que "Perls seguiu a tradução inglesa para o termo *Trieb* estabelecida por James Strachey em colaboração com Anna Freud, a saber, *Instint*, não obstante a diferença reconhecida por Freud entre os termos *Trieb* e *Instinkt* (em alemão)". Os autores informam que a tradução da obra no Brasil seguiu a versão inglesa – segundo eles, uma decisão acertada do tradutor, "desde que tenhamos em mente a que exatamente Perls está se referindo, a saber, às pulsões".

20. A Gestalt-terapia tem procurado atualizar seu entendimento dessa totalidade que Perls chamou de personalidade humana e seu imbricamento no e com o mundo. (W. Ribeiro, 1998; Müller-Granzotto e Müller-Granzotto, 2007a, 2007b, 2012; Lima, 2005b, 2008, 2013; Frazão e Fukumitsu, 2013, 2014; Alvim, 2007, 2011a, 2011b, 2014)

21. O conceito de organismo para se referir ao homem tem sido objeto de críticas, mas os estudos ainda são inconclusivos. Termos como "personalidade humana", "organismo", "indivíduo" e "pessoa" foram usados, ao longo do desenvolvimento da Gestalt-terapia, sem a devida sistematização.

22. Perls afirma que o tema da *evitação* é inspirado em Reich. Na obra de 1951, a *evitação* aparecerá na teoria sobre resistências, sem os desdobramentos clínicos de rompimento da couraça muscular de Reich, dos quais Perls discordou frontalmente. Entre as críticas à teoria da couraça, Perls analisa que ela em si é uma forma paranoide e tende a desenvolver sintomas paranoides nos pacientes; outra objeção é que esses rompimentos da couraça "externalizam, desapropriam e projetam material que poderia ser assimilado tornando-se parte do self" (Perls, 1979, p. 67).

23. Itálicos do autor, enfatizando tanto o imbricamento dos polos quanto a unidade do campo a que pertencem; desse modo, a teoria de campo vai permeando toda a obra.

24. Perls (*ibidem*, p. 50) diz: "'Inconsciente' e 'libido' são tão reais para os freudianos como 'arco-reflexo' e 'estímulo-resposta' para os comportamentalistas. Esses termos tornam-se objetos de fé. Duvidar da realidade deles significa blasfêmia"; "libido era e é uma energia hipotética, inventada por Freud para explicar o seu modelo de homem" (*ibidem*, p. 68). Bocian (2010, p. 125) lembra que "Perls via a teoria da libido de Freud como uma reintrodução, no final das contas, de um fenômeno místico e, por isso, ele não a aceitava".

124

6. Perls em transição: em direção à Gestalt-terapia

PERLS E OS PÓS-FREUDIANOS EM NOVA YORK

Como vimos, com a publicação de *Ego, fome e agressão*, em 1942, o que parecia ser apenas uma proposta de revisão da teoria e do método psicanalítico se revela um passo definitivo de afastamento. Também segundo Laura Perls (1992), a separação da psicanálise, tanto para ela quanto para o marido, começou na África do Sul e se concretizou com os encontros com Paul Goodman, em Nova York. Entre a publicação de seu primeiro e de seu segundo livro, Perls continuou a rever a teoria e a prática da psicanálise e incorporou outros conhecimentos, mas ainda sem definir uma posição completa de ruptura e sem se referir à Gestalt-terapia.

No movimento psicanalítico, a necessidade de continuação do pensamento freudiano – algo como uma terceira tópica – após a morte de Freud, em 1939, era uma constante. A maciça emigração dos psicanalistas europeus para os Estados Unidos, durante e após a Segunda Guerra Mundial, salvou a psicanálise dilacerada pelo nazismo e tornou o ambiente propício para o desenvolvimento da maioria das grandes correntes freudianas. Foi nesse país que os grandes dissidentes europeus do movimento psicanalítico se encontraram, fazendo sobretudo de Nova York um polo onde as discussões eram especialmente fervilhantes[1]. A chegada de Perls à cidade, em 1946, permitiu-lhe retomar um diálogo com os psicanalistas neofreudianos, muitos deles seus

FÁDUA HELOU

conhecidos, que iniciavam um processo que resultaria em cisões no seio da psicanálise[2].

Nesse ambiente, ele encontrou tanto interlocutores para sua proposta de revisão da teoria e método psicanalítico como resistência à sua teoria do psiquismo de base holístico-gestáltica. As diferenças teórico-práticas com os pós-freudianos em Nova York referiam-se, em geral, à noção de "ego insubstancial" que Perls introduzira na sua obra de 1942.

Em oposição aos partidários da psicologia do Ego, Perls concebia o ego insubstancial como organização egológica psíquica que não teria "qualquer relação com funções voluntárias, mas com a *awareness*" (Müller-Granzotto e Müller-Granzotto, 2007a, p. 173). A novidade desse conceito era sua descrição "como uma atividade criativa espontânea que teria por objetivo restabelecer a unidade organísmica" (*idem*). Por conseguinte, Perls também "não concebia a terapia da concentração somente como uma forma de fortalecimento da dimensão saudável da consciência"; esta corresponderia "à prática da suspensão das formas de inibição imaginárias e sociais", de modo que, por meio dessa suspensão, "o ego poderia retomar, de forma espontânea, sua própria historicidade junto às possibilidades abertas pelo meio" (*idem*).

Segundo os autores, a polêmica sobre a noção de ego insubstancial obrigou Perls a reelaborar a apresentação "das noções de 'intencionalidade organísmica' como *awareness*, e de 'ego insubstancial' como função" (*idem*). Nesse período, Perls reelabora profundamente seu pensamento.

Para compreender a evolução gradual de seu pensamento, analisarei dois artigos representativos desse período: "Planned psychotherapy" e "Teoria e técnica da integração da personalidade", publicados respectivamente em 1947 e 1948 (2012b e 1977a).

"PLANNED PSYCHOTHERAPY" – UMA TERAPIA DE INTEGRAÇÃO

AO CHEGAR AOS ESTADOS Unidos, Perls identificou-se com um grupo de pessoas de posição neofreudiana liderado por Karen Horney, Erich Fromm e Harry Stack Sullivan, entre outros. Eles representavam inicialmente uma dissidência psicanalítica, "em nome de uma concepção fortemente impregnada de socioantropologia" (Green, 2008, p. 24). Em afinidade com o grupo, Perls endereçava frequentemente suas críticas à psicanálise ortodoxa[3]. Entre 1947 ou 1948[4], Perls se apresentou no Alanson White Institute[5] e proferiu uma palestra intitulada "Planned psychoterapy". Nela, relacionou a teoria da psicanálise com os conceitos da psicologia da Gestalt e fez comentários favoráveis ao que chamou de "psicanálise neofreudiana", considerando-a muito próxima do seu pensamento. Assim Perls (2012b, p. 39) descreve o contato com os membros do Alanson White:

> [...] um milagre aconteceu comigo. Meses atrás, encontrei-me com alguns membros desse grupo e fiquei profundamente comovido como poucas vezes acontecera na minha vida. Apesar de tudo, havia pessoas neste planeta que viam o mundo como eu o via, que falavam uma linguagem similar à minha. Foi como um sonho, muito bom para ser verdade. Senti-me um marinheiro que sabe que está no rumo certo mas teme nunca mais ver terra firme e, de repente, inesperadamente, a avista.

As afinidades iniciais existentes entre o pensamento de Perls e os grupos psicanalíticos revisionistas parecem ser a raiz de semelhanças que ainda hoje encontramos com diversos pensamentos psicanalíticos. Hycner e Jacobs (1997) vão nessa direção ao considerar que existem semelhanças marcantes e ideias inter-relacionadas entre a teoria psicanalítica da intersubjetividade (Atwood e Stolorow) e a Gestalt-terapia. Bocian (2010) correlaciona as semelhanças entre a Gestalt-terapia e os grupos psicanalíticos da intersubjetividade no tocante ao aspecto dialógico, apontando raízes comuns na hermenêutica, no existencialismo e na fenomenologia[6].

Em sua palestra, Perls propõe uma terapia de integração, entendendo integração como conceito-base de sua proposta e reconhecendo que as contradições dividiram o homem em dualidades que necessitariam ser reunidas. Vemos aqui a continuação da influência do pensamento de Smuts, de Lewin, de Goldstein e da psicologia da Gestalt:

> Sofremos, mais do que em qualquer outra época, de dúvidas e contradições, do dualismo entre mente e corpo, espírito e matéria, teísmo e materialismo [...] como se essas coisas existissem. Ainda não aprendemos a encarar tais dualismos como dualidades em vez de enxergá-los como contradições. (Perls, 2012b, p. 16)

Quanto a suas considerações sobre a neurose, Perls (2012b, p. 18) introduziu a noção de divisão de personalidade e passou a mencionar a necessidade do trabalho de integração:

> Podemos entender que o neurótico (entre os quais me incluo) é uma pessoa com divisão e dissociação de personalidade; a cura efetiva dar-se-á pela reintegração da personalidade e de suas relações interpessoais. [...] A neurose é uma tentativa não biológica de resolver problemas sociais do homem.

De forma evidente, Perls liga suas ideias ao pensamento de Karen Horney, entendendo a neurose como uma dificuldade de adaptação em situações adversas crônicas.

Na ocasião da palestra, ele estabeleceu uma relação entre seu pensamento e a psicologia da Gestalt, embora não tenha utilizado o termo "Gestalt-terapia". Perls incorporou as noções de formação de Gestalten, processo figura-fundo, holismo, identificação e alienação e funcionamento do organismo como um todo. Mencionou ainda: as dificuldades de alcançar "integração", para si mesmo e para os outros, devido às dificuldades linguísticas (discrepância entre a fala e o pensamento), numa relação com o pensamento da semântica geral de Korzybski; dificuldades filosóficas (diferença entre os diversos conceitos de integração); e dificuldades sociológicas (como interromper um círculo vicioso imposto culturalmente).

Fritz assumiu convicções que se tornaram premissas de seus trabalhos posteriores, tais como considerar que o organismo funciona como um todo e, portanto, demanda um método "de totalidade". Falou, ainda, numa teoria que assume que as funções humanas básicas são a orientação e a manipulação – portanto, qualquer interferência nesse ciclo biológico instintivo manteria as dissociações específicas, diminuindo a *awareness* ou perturbando o livre uso do sistema motor.

Dessa forma, Perls amplia as ideias expressas em *Ego, fome e agressão* no que se refere às funções humanas básicas – das de autopreservação às organísmicas –, ainda do ponto de vista biológico-instintivo. A ideia de função de orientação e manipulação será desenvolvida amplamente em *Gestalt-terapia* (1997), sendo inclusive central na proposta psicoterápica.

Aos exercícios de conscientização, derivados dos exercícios de *awareness* propostos em *Ego, fome e agressão*, Perls (2012b, p. 25) acrescentou os de integração:

Prescrevo exercícios de integração aos meus pacientes de acordo com a natureza e a gravidade de suas dissociações. Sei muito bem que eles não podem fazer esses exercícios de maneira eficiente. À medida que prosseguimos, analisamos paulatinamente as dificuldades ou as resistências.

Por esse artigo, nota-se que Perls avança no manejo dos conflitos geradores de evitação. A prática proposta procura ir além da conscientização de como se está no aqui e agora. O autor aponta a necessidade de trabalhar a integração dessas descobertas feitas pelos exercícios de conscientização (*awareness*) à personalidade como um todo, por meio de uma atuação planejada para esse fim, com atuação direta do terapeuta.

FÁDUA HELOU

"TEORIA E TÉCNICA DE INTEGRAÇÃO DA PERSONALIDADE"

ESSE ARTIGO[7] DE PERLS (1977a) mostra a evolução de alguns conceitos, que foram agregados de forma assistemática. Traz, ainda, informações sobre a passagem teórica gradual de Perls da psicanálise à Gestalt-terapia

Perls volta a fazer referência à psicologia da Gestalt e aos terapeutas corporais Wilhelm Reich, F. M. Alexander e Elsa Gindler. O tema da "integração" de "Planned psychotherapy" (2012b) volta a ser central, pois ele propõe nesse artigo a busca de ferramentas adequadas que promovam a reintegração dos aspectos dualísticos referentes à personalidade humana e continua a proposta anterior de elaborar uma abordagem baseada na recuperação e integração das dicotomias, assim descrita por ele (1977a, p. 70): "A dicotomia da personalidade humana pode ser abordada por três ângulos: do ponto de vista da estrutura dualista da *personalidade,* do *comportamento* dualístico, e da *linguagem dualística.* O homem pode recobrar seu valor de sobrevivência se estes dualismos pudessem ser reintegrados".

Perls amplia sua perspectiva sobre os conflitos, indo além da identificação da evitação. Volta-se para os conflitos da personalidade e identifica na base deles uma polaridade dicotomizada, a identificação-alienação – dicotomia que resulta em vários mecanismos de defesa. O autor (*ibidem,* p. 80-81) pretendia trabalhar os conflitos que emergissem dos exercícios de aumento de *awareness,* resgatando essa polaridade fundamental para recuperar sua integridade criativa:

Esses conflitos têm apenas um padrão: [...] identificação-alienação. [...] o paciente se identifica com muitas de suas ideias, emoções e ações, mas diz um "não!" violento a outras. Integração requer identificação com todas as funções vitais. Toda tentativa de integração está sujeita a trazer para o primeiro plano algum tipo de resistência, e é esse pouco de resistência que estou procurando e não o conteúdo do "inconsciente". Cada porção de *resis-*

130

tência que é modificada para *assistência* é uma dupla vitória, pois liberta o carcereiro e o prisioneiro.

Assim, mais do que em *Ego, fome e agressão*, o conceito de conflito e seus desdobramentos se ampliam e generalizam. Perls também passa a se referir a algo mais geral e menos específico que ego insubstancial – a personalidade humana. Com essa mudança, inicia a migração para uma teoria da personalidade. Ao mesmo tempo, o autor demonstra sua preocupação com um trabalho terapêutico que devolva ao homem seu "valor de sobrevivência", uma vez que a reintegração das partes divididas permitiria ao indivíduo recuperar a capacidade de crescer: "Como realizar a transição de uma personalidade dividida para uma personalidade unificada; de uma linguagem dualística para uma linguagem unitária; de uma filosofia antitética para uma filosofia abrangente?" (Perls, 1977a, p. 74). Perguntas que delineiam os caminhos que o levarão a uma nova fase teórica.

---

1. Depois de 1945, a psicanálise desenvolveu-se em solo americano, com exceção de três grandes correntes: os independentes e o kleinismo na Grã-Bretanha e o lacanismo na França.

2. Somente a Grã-Bretanha conseguiu evitar as cisões. Os conflitos naquele país, por meio de um arranjo interno após as Grandes Controvérsias (1940-1944), conduziram a uma divisão da própria Sociedade Britânica de Psicanálise em três tendências oficiais: o kleinismo, o annafreudismo e o grupo dos independentes, entre os quais, Winnicott, Bowlby, Strachey e Woods.

3. Encontramos em *Gestalt-terapia* (1997) temas estreitamente ligados a esse grupo, como antropologia da neurose, processos adaptativos, influência do meio e conflito entre indivíduo e sociedade.

4. Há uma imprecisão quanto ao ano em que essa palestra aconteceu.

5. Apesar de Perls não se filiar ao grupo, a relação entre eles foi importante. Segundo Laura Perls, o instituto ofereceu trabalho a Perls como terapeuta didata, porém exigiu que seu diploma de médico fosse revalidado – o que ele não aceitou. Ainda assim, continuaram lhe indicando pacientes, assim como ao futuro Instituto de Gestalt de Nova York

FÁDUA HELOU

(Gaines, 1989; Perls, 1979). Em virtude do impedimento legal de exercer a medicina, Perls encerrou, nos Estados Unidos, sua carreira como neurologista.

6. Bocian (2010) aponta a relação de alguns psicanalistas com a psicologia da Gestalt como a raiz da proximidade de pensamento entre as duas correntes.

7. Publicado originalmente no *American Journal of Psychotherapy* (1948), foi o primeiro artigo de Perls a sair num periódico profissional nos Estados Unidos. Foi publicado em português em Stevens (1977a, p. 69-98) e republicado pela The Gestalt Journal Press em 2012.

7. Um novo paradigma: a criação da Gestalt-terapia

O MOVIMENTO DE REVISÃO de Perls relatado nos capítulos anteriores culminou com sua ruptura com a psicanálise por meio da publicação, em 1951, em coautoria com Paul Goodman[1] e Ralph Hefferline[2], de *Gestalt-terapia*[3] (1997). Com essa obra inaugural, pode-se falar de um Perls da Gestalt-terapia. Os encontros com Goodman resultaram na elaboração da parte teórica do livro, enquanto a parte prática foi desenvolvida com Hefferline. Supõe-se a participação de Laura nas discussões com os autores, mas, assim como no caso de *Ego, fome e agressão*, não há registro da parte de Perls que confirme sua colaboração.

GESTALT-TERAPIA (1951)

A ELABORAÇÃO DO LIVRO

RECÉM-CHEGADO AOS ESTADOS UNIDOS, Perls procurou Paul Goodman para transformar em livro o manuscrito que escrevera na África do Sul. Inicialmente, Goodman seria apenas o editor, atuando como *ghost writer*, tendo em vista a dificuldade de Perls em escrever, principalmente em inglês. Stoehr (1994) acrescenta ainda que Fritz se aborrecia com tarefas que exigissem perseverança e disciplina.

No Prefácio, os autores explicam a estrutura do livro, originalmente escrito em duas partes: Volume I, teórica, elaborada e desenvolvida por Goodman; e Volume II, com aplicações práticas, desenvolvida por Hefferline. Porém, na edição de lançamento do livro, essa ordem foi invertida a fim de que os exercícios estivessem posicionados antes da teoria, uma forma de acompanhar a moda em voga dos livros de autoajuda e de "faça você mesmo". A participação de Goodman e Hefferline foi fundamental para a elaboração das propostas de Perls, tornando-os coautores.

Nas palavras de Laura Perls (1992), Goodman era um homem da renascença, pelo seu vasto conhecimento e trânsito em várias áreas; segundo Miller (1991, p. I), ele foi "inquestionavelmente brilhante e profeticamente à frente do seu tempo". É consenso entre os autores da área que Goodman foi fundamental na elaboração da teoria apresentada nessa obra, por ter desenvolvido as ideias de Perls, dando-lhes forma.

Com relação a Hefferline, embora o editor da obra, Arthur Ceppos (Gaines, 1989), tenha dito que o volume de aplicação prática era de autoria de Fritz, tendo Hefferline sido chamado "apenas" por ser professor na Columbia University, certamente não foi *somente* essa sua importância, pois foi ele quem elaborou e dirigiu a aplicação dos experimentos propostos por Perls.

DAS EDIÇÕES

A PRIMEIRA EDIÇÃO DESSE clássico foi publicada pela Julian Press, em 1951. Pouco depois, a Dell Publishing lançou uma reprodução desta. Em 1969, Perls planejou uma reedição, para a qual escreveu uma nova introdução; porém, com sua morte, em 1970, o livro só saiu em 1971, pela Bantam. A obra permaneceu esgotada por mais de uma década – tanto devido ao desinteresse da comunidade gestáltica por uma obra teórica considerada de difícil compreensão quanto pelo descrédito que o próprio Perls passou a demonstrar pela obra[4]. Na esteira do movimento de resgate da teoria gestáltica e de suas origens teóricas e filosóficas, a The Gestalt Journal Press publicou uma nova edição em 1994.

Miller e From (1994, p. 26) assim se pronunciam sobre a iniciativa: "Talvez a razão mais importante para a ressurreição deste livro e a insistência para que seja amplamente lido é que poderá ajudar a prover muito do que é preciso para reabilitar os fundamentos profundamente perturbados da psicoterapia".

Na edição de 1994, os dois volumes que compõem a obra apareceram na ordem do manuscrito original, isto é, primeiro a parte teórica e em seguida a prática, refletindo o esforço da abordagem de valorizar suas raízes teóricas. O livro traz ainda a introdução que Perls escreveu em 1969 para a edição de 1971 da Bantam, bem como uma nova introdução escrita com a colaboração de Michael Vincent Miller e Isadore From.

ESTRUTURA DA OBRA

A PUBLICAÇÃO DO LIVRO em dois volumes, com três autores de distintas orientações, resultou, segundo Miller e From (*ibidem*, p. 17), em uma obra de difícil leitura: "foi uma mistura esquisita, consistindo em dois volumes dissemelhantes publicados num único tomo, formato que deu ao livro uma personalidade dividida. Essa idiossincrasia não foi acidental, já que havia verdadeiros conflitos subjacentes à duplicidade peculiar do livro". O fato é que cada autor tomará caminhos diferentes a partir dessa obra, restando entre Perls e Goodman um antagonismo muito prejudicial ao desenvolvimento da Gestalt-terapia (Belmino, 2014a).

O Volume I, segundo Miller e From (*ibidem*, p. 18) "escrito numa prosa descompromissadamente difícil, expunha uma visão altamente original da natureza humana. Reinterpretava também a origem dos distúrbios neuróticos a partir de uma perspectiva nova que levava em maior consideração o papel de forças sociais e ambientais". Para Müller-Granzotto e Müller-Granzotto (2007a), graças à parceria entre Perls e Goodman, o pensamento sobre a psicoterapia inovou-se com a caracterização do organismo como forma de subjetividade dentro de um referencial temporal.

Müller-Granzotto e Müller-Granzotto (2007a, p. 174) destacam que Goodman foi responsável pelo uso da terminologia fenomenológica, resguardando "a matriz teórica da noção de campo empregada pelos psicólogos da Gestalt" e a fundamentando em "uma egologia transcendental, cuja nota característica era justamente a temporalidade" – o grande diferencial da obra. Segundo os autores, a fenomenologia passa a inspirar a reflexão teórica a ser implementada, com uma linguagem eminentemente processual, pois Goodman percebeu nas teses de Perls, mais que uma forma holístico-gestáltica de ler a psicanálise, "uma forma fenomenológica de compreender o holismo e a psicologia da Gestalt" (*ibidem*, p. 173). O uso de uma forma fenomenológica de descrição dos processos do vivido provocou um desafio na compreensão da radicalidade dos conceitos desenvolvidos a partir dela.

O Volume II, como vimos, é produto da colaboração entre Perls e Hefferline. Sobre sua participação na obra, este diz (*apud* Knapp, 2005): "A parte que escrevi [...] foi uma espécie de manual para ser aplicado pelo leitor [...]". Esse material foi utilizado por estudantes de graduação de Psicologia de três universidades, durante quatro meses, seguindo o protocolo do projeto experimental de Hefferline. Parte desses relatórios acompanha a descrição dos exercícios (Miller e From, 1994). Segundo Stoehr (1994), os exercícios foram aplicados por Elliot Shapiro em seus alunos de Psicopatologia do Brooklyn College e pelo próprio Hefferline com os estudantes de Psicologia da Columbia University. Com base nos resultados, Perls passava a Hefferline novas e mais abrangentes séries de exercícios. Por essa participação, Hefferline foi considerado copesquisador com Perls e coautor da obra.

"Mobilização do self" tem como foco, principalmente, a autodescoberta para além do conhecimento racional; por isso, os exercícios enfatizam as respostas "não verbais" da pessoa em relação ao mundo, o que representou, para a época, uma originalidade ousada e promissora. Nesse volume de aplicações práticas, Perls, Hefferline e Goodman, doravante PHG (1997), referem-se a duas formas de entrar em contato com o mundo: o sistema sensorial – para orientação – e o sistema motor – para manipulação. Além disso, enfatizam a necessidade de equilíbrio entre eles, entre o sentir e o agir. Desse modo, Perls e Hefferline dividiram os exercícios de mobilização do self em duas partes. A primeira dispõe de exercícios de contato com o ambiente e consigo mesmo (*awareness*). A segunda contém exercícios para tornar *aware* os processos de funcionamento integrado, gerando consciência e permitindo a mudança das formas habituais e cristalizadas de entrar em contato com o ambiente e consigo mesmo.

Desde *Ego, fome e agressão*, Perls compreendera que a saúde organísmica estava relacionada ao fluxo de *awareness*, e a interrupção desse fluxo pela evitação caracterizava uma disfuncionalidade. Por isso, aquela obra apresentou uma passagem da prática psicanalítica do método da associação livre para a proposta clínica da terapia de concentração, inspirada numa psicanálise organísmica. Em 1951, os autores ampliam aquele entendimento, atribuindo a interrupção ou dificuldade no fluxo de *awareness* às dicotomias de dualidades fundamentais. Nesse estudo, destaca-se a dicotomia entre o conhecimento racional/intelectual e o intuitivo/perceptivo/sensorial. Por isso, as técnicas que Perls e Hefferline propõem visam, mais do que ao trabalho com a evitação, ao reestabelecimento desse fluxo por meio do resgate da polaridade dicotomizada. Dessa forma, o objetivo básico dos exercícios é possibilitar ao leitor se tornar *aware* de como está funcionando, no *aqui e agora*, para se inteirar das interrupções e dificuldades no fluxo de contato. PHG (*ibidem*) enfatizam que o essencial não é que o terapeuta aprenda sobre o paciente para então lhe dizer, mas que ensine ao paciente *como* aprender acerca de si mesmo, destacando uma das principais mudanças de paradigma da nova abordagem. Os autores também propõem exercícios para a mudança do funcionamento do sistema motor e perceptivo, "Manipulação do self", de modo a incorporar as novas autodescobertas, e, mais ousado ainda, o abandono dos mecanismos de defesa enrijecidos em prol de novas formas de entrar em contato.

Conceitos como *aqui e agora* e *awareness* tornaram-se chaves no desenvolvimento da Gestalt-terapia. Porém, inicialmente, o entendimento de tais ideias foi desenraizado da perspectiva fenomenológico-existencial[5] na qual foram elaborados, o que acarretou o uso deles de forma indiscriminada e superficial. Miller e From (1994) analisam que, além do desenraizamento filosófico da teoria, isso aconteceu porque o Volume II foi elaborado numa espécie de "psicologia *pop*", dispondo uma série de exercícios de autoajuda, acompanhados de comentários no estilo de versões popularizadas de zen-budismo e de *O poder do pensamento positivo.*

DE ONDE PARTEM OS AUTORES?

NA APRESENTAÇÃO, PHG (1997, p. 31) anunciam ter o propósito de "desenvolver uma teoria e um método que ampliassem os limites e a aplicabilidade da psicoterapia".

De onde então partem os autores? Eles mencionam duas influências fundamentais. A primeira está relacionada à psicologia da Gestalt e à teoria de campo, com os trabalhos de Wertheimer, Köhler e Lewin. PHG (*ibidem*, p. 32) salientam que a obra é uma "tentativa de lançar os alicerces [...] para a aplicação plena do gestaltismo em psicoterapia como a única teoria que abrange consistente e adequadamente tanto a psicologia normal como a anormal".

A segunda influência mencionada é a atuação profissional de Goldstein em neuropsiquiatria. Dizem os autores: "o magnífico trabalho de Goldstein em neuropsiquiatria não encontrou o lugar que merece na ciência moderna" (*idem*)[6]. Uma das possíveis razões levantadas por Müller-Granzotto e Müller-Granzotto

(2007a, p. 16) para esse descaso das ciências para com a obra de Goldstein seria a "dificuldade de entender um dos principais conceitos da teoria de Goldstein, a saber, o conceito de intencionalidade organísmica". Segundo os autores, como Goldstein não manteve interlocução com a tradição filosófica, seu trabalho aparece nas ciências desvinculado de sua relação com a fenomenologia, em especial com o conceito de intencionalidade fenomenológica. Com isso, "a noção de intencionalidade organísmica foi, por vezes, confundida – a contragosto do seu proponente – com uma categoria psicológica" (*ibidem*, p. 161). Só mais tarde Goldstein virá a reconhecer a relação que esses conceitos mantêm entre si.

Além dessas influências, os autores informam que levaram em consideração a psicanálise freudiana e parafreudiana, a teoria reichiana da couraça, a semântica e a filosofia. Por essa relação de teorias consideradas de base pelos autores, nota-se que a Gestalt-terapia guarda muitas raízes teóricas e filosóficas comuns a *Ego, fome e agressão*. O que difere, então, uma obra da outra? Que questões Perls não considerava respondidas em 1942?

PONTOS DE QUESTIONAMENTO

PERLS ENCERRA SEU JÁ citado artigo de 1948 com perguntas que apontam os questionamentos que ele passaria a perseguir: como apoiar-se numa filosofia verdadeiramente abrangente superando os impasses da filosofia antitética para, por meio de uma linguagem unitária, falar de uma personalidade unificada? Nesse desafio, Goodman foi fundamental ao sugerir a fenomenologia como o referencial mais adequado à proposta clínica de Fritz.

Autores gestálticos contemporâneos têm se esforçado para reconhecer o estilo fenomenológico na escrita do volume teórico do livro *Gestalt-terapia*[7]. Müller-Granzotto e Müller-Granzotto (*ibidem*, p. 25) destacaram as matrizes de ideias que PHG "apontaram, mas nem sempre exploraram, como é o caso da fenomenologia husserliana e seus desdobramentos no campo da psicologia da Gestalt e da filosofia francesa de inspiração fenomenológica".

Perls ainda não conseguira superar o descompasso entre a visão material de Goldstein, com o conceito de autorregulação organísmica, e a historicidade da nossa existência teorizada pela psicanálise – ou entre uma intencionalidade organísmica e o conceito de ego insubstancial. Ao adotar um discurso fenomenológico, o conceito de consciência transcendental conciliou as duas visões. Dessa forma, os autores puderam caracterizar a experiência clínica como um evento de campo em que, paradoxalmente, tanto se manifestasse uma espontaneidade da matéria num campo de fatores (intencionalidade organísmica), que vigeria mesmo na patologia, quanto uma subjetividade genérica que se exprimisse de modo particular em cada sujeito (ego insubstancial). Essa reinterpretação conceitual por meio do viés fenomenológico empreendido por Müller-Granzotto e Müller--Granzotto (2007a) revestiu a noção de campo organismo-meio com densidade e abrangência, em um esforço que os autores descreveram como recuperação das matrizes de ideias presentes na obra de 1951.

Era preciso também superar os impasses na questão temporal que ainda se mostrava contraditória na obra de 1942, embora Perls houvesse não só valorizado a experiência no presente como reveladora de nossas formas de agir adquiridas no passado, como considerado o tempo presente o único possível de ser apreendido experiencialmente. Alguns autores veem na introdução da noção de self o uso da temporalidade para superar "a pseudocontradição inerente às formulações propostas por Perls e Goodman" (Robine, 2006, p. 14). Da mesma forma, Müller-Granzotto e Müller-Granzotto (*ibidem*, p. 203), ao examinarem a relação temporalidade e self, destacam que, como as elaborações conceituais não obedeciam a "uma sistemática transcendental rigorosa, poderiam facilmente ser confundidas com descrições naturalistas de entidades psicológicas". Na leitura desses autores, a teoria do self veio corresponder à "necessidade de uma redução do discurso de antes [1942] aos seus aspectos estritamente processuais" (*ibidem*, p. 204).

Assim, a noção de self passa a conciliar tanto uma abordagem temporal como uma abordagem do self como estrutura tópica, numa superação da dicotomia estrutura-processo ainda presente Em *Ego, fome e agressão*. Concordo com Robine (2006, p. 11) quando afirma que a sistematização temporal do self continua sendo uma árdua tarefa e essa dificuldade nos faz retroceder "em elaborações frequentemente mais pobres do que as que haviam contribuído para a nova criação".

Perls e Goodman também viam a necessidade de ampliar os limites da clínica, que em *Ego, fome e agressão* focava a evitação, um dos mecanismos de defesa que Perls identificou como neurotizante na época. Para os autores, isso poderia ser alcançado com uma teoria que incluísse fatores neurotizantes de maneira mais ampla. Dessa forma, a proposta passa a incluir a identificação de dualidades fundamentais dicotomizadas culturalmente e seus inevitáveis mecanismos de defesa. Era preciso teorizar, de modo mais amplo, a inexorável dialética da existência e, por conseguinte, o conflito estabelecido entre o indivíduo e a sociedade. A releitura fenomenológica proposta por Goodman, com uma pertinente e atual crítica social e política, deu ao livro as ferramentas para isso, superando o comprometimento político contido na visão teórica freudiana e dos neofreudianos, especialmente dos culturalistas, com quem Fritz tinha grande afinidade[8].

Belmino (2014b, p. 30) resume a contribuição e as contundentes críticas de Goodman aos neofreudianos culturalistas:

> Os culturalistas trouxeram contribuições fundamentais à psicanálise, explicitando o seu lugar político e trazendo à tona as discussões sobre a sociedade e seu impacto no psiquismo. Porém, [...] acabaram desenvolvendo uma compreensão política de bem-estar social que busca submeter os indivíduos à "sociolatria" [...] a "religião da sociedade". [...] Goodman acreditava que

FÁDUA HELOU

os culturalistas pressupunham que a maturação vem da submissão a uma autoridade competente [...] e a fonte da neurose é a "autoridade irracional" [...] Para uma perspectiva anarquista o foco excessivo na personalidade (construções sociais) e na possibilidade de uma autoridade racional são ambos absurdos.

Goodman também era entusiasmado pelas teses de Reich e já vinha procurando articular as ideias da psicanálise marxista desse autor com seu próprio ideal libertário anarquista[9] – numa posição coincidente com a formação de Perls, que tanto dificultara sua inserção no meio psicanalítico europeu. Essas posições críticas de Goodman fizeram dele um interlocutor para as ideias de Perls, pois agregaram um comprometimento político social ao deslocamento teórico-filosófico que Perls desejava na nova obra.

A releitura fenomenológica proposta por Goodman permitiu aos autores ir além do pensamento diferencial de Friedlaender, mas conservando sua ideia de superação do impasse paradoxal pelo reconhecimento das polaridades em cena e da forma com que um dos polos está enrijecido, impedindo o trânsito entre eles. Os conceitos precisariam ser redimensionados em uma descrição que incorporasse a devida tensão dialética, o que a escrita fenomenológica permitiu – a linguagem unificada buscada por Perls (Robine, 2006).

A maior densidade desejada para a leitura dos paradoxos da vida provocará a passagem da proposta clínica da terapia de concentração, inspirada numa psicanálise organísmica (associação livre no tempo presente, com foco no corpo reichiano e organísmico), para uma terapia existencial – uma análise gestáltica fundamentada na experiência de campo, na qual os exercícios propiciariam a ampliação da *awareness* para identificar nas interrupções ou dificuldades no contato as partes da personalidade alienadas pelos mecanismos de defesa. Isso levaria à mais integração e unidade.

No que diz respeito à evolução dos conceitos de ego e self, a obra de Perls apresentará um percurso paralelo às dissidências psicanalíticas, pois era o tema que predominava nos círculos neofreudianos, principalmente em Nova York. Por isso, nessa obra, PHG (1997) dedicarão um capítulo a discutir diferenças entre as diversas teorias psicanalíticas do self, incluindo a teoria freudiana clássica de Anna Freud, de Paul Federn e dos teóricos interpessoais da Escola de Washington, Fromm e Horney, entre outros. A diferença fundamental e paradigmática é que PHG (*ibidem*) falam de self referindo-se a uma perspectiva processual temporal, não sendo uma instância psíquica, mas designando "um sistema temporal na forma do qual a relação organismo/meio e suas vicissitudes deveriam poder ser pensadas como a expressão concreta de vividos essenciais" (Müller-Granzotto e Müller-Granzotto, 2007a, p. 163).

PERSPECTIVA UNITÁRIA: INTEGRAÇÃO

PHG (*IBIDEM*) PROPÕEM o resgate de uma perspectiva gestáltica unitária, em referência a três esferas humanas que no organismo saudável atuam de forma integrada: pensar, agir e sentir. Essa unidade, segundo os autores, embora natural, encontrava-se perdida culturalmente. Seriam necessárias uma teoria e uma prática que possibilitassem a recuperação da inteireza e da integridade da personalidade, superando a abordagem dualística que mantinha o homem dividido, resultado de uma sociedade cheia de rupturas: "Para reintegrar-se de novo, ele [o indivíduo] tem de sobrepujar o dualismo de sua pessoa, de seu pensamento e de sua linguagem" (PHG, *ibidem*, p. 32). Assim, a ênfase da teoria apresentada em *Gestalt-terapia* recairá no estudo das dicotomias que atingem o homem em uma ou mais de suas três dimensões já citadas, expressas no plano pessoal, do pensamento e da linguagem. Pode-se dizer que a Gestalt terá como campo de estudo e atuação essas áreas interconectadas. E, como se constata, Perls se interessa por todos esses campos de atuação, sobretudo a partir dos anos 1960, com o florescimento de novas teorias e técnicas que visavam à integração e ao crescimento do ser humano. Nesse pensamento, Perls antecipa o que virá a ser motivo da revolução que a contracultura pretendeu promover nos costumes do século XX e, na psicologia, ficou conhecido como Terceira Força.

META PSICOTERÁPICA: RECUPERAÇÃO DAS DUALIDADES

A META PROPOSTA EM Gestalt-terapia é a recuperação do crescimento da personalidade humana, a ser atingida pela integração das partes excluídas pelas dicotomias. O resultado seria o resgate da tensão dialética da vida – e, com isso, a recuperação da espontaneidade criativa que dava sentido à vida. Essa meta recorrente – a identificação e a superação das dicotomias da personalidade a fim de recuperar e manter a tensão de forma dialética no pensar, sentir e agir – parece ser o fio condutor das obras de Perls.

Dizem PHG (1997, p. 53-54), sobre a neurose do "homem moderno":

> [...] insistimos na tese unitária, [...] estamos levando ao extremo a rejeição de muitas pressuposições, divisões e categorias comumente aceitas, por serem fundamentalmente inadmissíveis, pois "rompem em pedaços e aniquilam aquilo que se pretendia estudar" [...] este livro concentra-se numa série de semelhantes dicotomias neuróticas básicas de teoria e tenta interpretá-las.

Os autores enumeram as dicotomias consideradas fundamentais, para as quais o livro *Gestalt-terapia* proporá formas de integração, a saber, corpo e mente; self e mundo externo; emocional e real; infantil e maduro; biológico e cultural; poesia e prosa; espontâneo e deliberado; pessoal e social; amor e agressão; consciente e inconsciente. Para PHG, essas são as principais divisões neurotizantes que precisam ser eliminadas com o objetivo de reintegrar a personalidade humana.

No desenvolvimento desse assunto, os autores usam os termos-conceitos "criatividade", "crescimento" e "novidade" de forma intercambiável, em oposição aos termos-conceitos "ajustamento", "autopreservação" e "rotina". Assim, ao afirmarem que o tema da psicologia é "a transição sempre renovada entre a novidade e a rotina que resulta em assimilação e crescimento" (PHG, 1997, p. 45), pode-se entender que a proposta é recuperar o trânsito entre as dualidades mencionadas, resultando a integração das partes divididas numa personalidade holística que poderá então prover o próprio crescimento tanto por assimilação como por rejeição daquilo que o ambiente lhe oferece.

Nesses conceitos há possibilidades de confusão, pois o termo "ajustamento" é usado tanto no sentido de rotina, isto é, como função de autopreservação, como no de capacidade criadora ("ajustamento criativo"); quanto de rotina neurótica, nos processos de "ajustamento neurótico". Müller-Granzotto e Müller-Granzotto têm optado pelo termo "ajustamento criador", dando ênfase à intencionalidade presente nesse processo.

A ABORDAGEM EXISTENCIAL-FENOMENOLÓGICA

As noções destacadas por Laura Perls como inovadoras em *Gestalt-terapia* – presentificação imediata no aqui e agora; noção de contato substituindo a transferência; conceituação do ego como função de contato, identificação e alienação; *continuum* de *awareness*; e limites de contato e de suporte – têm merecido estudos ao longo da história da abordagem. Porém, por vezes os conceitos presentes na obra são objeto de polêmica e mal-entendidos. Ao comentar o livro, Tellegen (1984, p. 25) diz:

> O processo é mais rico do que o produto, pois a obra de Perls é inacabada e fragmentária. Se, de um lado, isto caracteriza uma obra aberta à reformulação, acarreta também o risco de fazer da Gestalt-terapia uma tecnologia psicoterápica que gira no vazio por falta de bases conceituais claras.

Apesar da reconhecida dificuldade do texto, para muitos ele ainda é considerado fundamental para a Gestalt-terapia, visto não ter surgido nenhuma outra obra tão abrangente e complexa. Robine (1996, p. 11) considera que o caráter inovador do livro não está necessariamente nos conceitos apropriados das outras ciências, tendo sido "principalmente em sua ligação, nessa tensão dialética entre determinados conceitos e determinadas análises, que a centelha inovadora pôde surgir".

Ao apresentar a nova edição da obra, Miller e From (1994) fizeram uma retrospectiva de seus fundamentos, assim como uma oportuna atualização dos principais construtos que marcaram a ruptura de Perls com a psicanálise e inauguraram uma clínica gestáltica.

Assim também, Robine (*ibidem*) e Müller-Granzotto e Müller--Granzotto (2007a) fizeram uma abrangente fundamentação filosófica da obra. Para compreender a radicalidade dessa proposta de 1951, os autores identificaram a matriz fenomenológica presente nos inovadores conceitos gestálticos: contato como experiência primeira; *awareness* e intencionalidade; teoria do self e temporalidade. Eles acreditam que Perls, Hefferline e Goodman sabiam da importância da descrição fenomenológica da experiência da temporalidade e analisam em seus estudos as evidências que deixaram nas construções teóricas da obra *Gestalt-terapia*. Retomam, a partir daí, os principais construtos numa oportuna releitura fenomenológica por meio da qual resgatam a forma paradoxal e peculiar de ler e articular a *intencionalidade organísmica e a historicidade da nossa existência* e seus desdobramentos na construção de uma clínica gestáltica.

Miller e From (*ibidem*, p. 23) destacam a mudança radical que a obra provocou ao propor o contato como a realidade mais simples e primeira: "O local primordial da experiência psicológica, para onde a teoria e prática psicoterapêuticas têm de dirigir sua atenção, é o próprio contato, o lugar onde self e ambiente organizam seu encontro e se envolvem mutuamente". Esse novo ponto de partida enfatizou, de maneira inédita, que ontologicamente há uma "troca que se dá incessantemente entre o organismo humano e seu ambiente circundante em todas as áreas da vida, vincula a pessoa e o mundo um ao outro de maneira inextricável" (*ibidem*, p. 24).

Miller e From (1994) e Robine (1996) lembram a dificuldade de compreender a inovação que a noção de *contato* introduz, por se referir a um termo de uso tão cotidiano. Robine (*ibidem*, p. 57) pontua que "o contato *ainda não* designa as relações", pois com o conceito de *contato* e *contatar* a Gestalt-terapia "aborda o tema em uma direção fundamental e original, em um registro extremamente primitivo e arcaico, que se refere aos primeiros movimentos, aos primeiros 'impulsos instintivos' no campo organismo-ambiente".

Para isso, *Gestalt-terapia* (PHG, 1997, p. 84) teoriza que "a consciência espontânea da necessidade dominante e sua organização das funções de contato é a forma psicológica da autorregulação organísmica". Nota-se que a noção de consciência derivada da psicanálise e do holismo, conforme descrito em *Ego, fome e agressão*, torna-se, numa descrição fenomenológica, objeto de estudo da obra de 1951.

Lembramos aqui uma observação de Müller-Granzotto e Müller-Granzotto (2007a), alertando para o emprego da noção de "consciência" no livro *Gestalt-terapia*: "O que se denomina 'consciência' parece ser um tipo especial de *awareness*, uma função-contato em que há dificuldades e demora de ajustamento" (PHG, *ibidem*, p. 44). Esse processo introduz a noção de ajustamento criador[10], que amplia a noção de autorregulação organísmica, "incluindo a dimensão cultural intrínseca ao desenvolvimento do self". Pois o self não se restringe ao indivíduo, sendo descrito como "uma função de relação que se estabelece entre o organismo e o ambiente". Assim, inclui em um processo dinâmico tanto a dimensão biológica do conceito de Goldstein quanto a dimensão social (Belmino, 2014, p. 35).

Alvim (2014, p. 227) considera que ainda persiste a dificuldade de entender o conceito gestáltico de "unidade organismo-meio". Para a autora, a compreensão dessa estrutura (ou forma) gestáltica pode ser ampliada pelo diálogo com a fenomenologia, o que nos daria conceitualmente o entendimento de estrutura[11] como "forma espontânea, caracterizada pela dinamicidade e temporalidade, em oposição a um modo de pensamento substancial ou físico", superando assim um "modo dualista de pensar e olhar o mundo".

PROPOSTA TERAPÊUTICA: ESPONTANEIDADE, AUTORREGULAÇÃO E AJUSTAMENTO CRIADOR

O livro GESTALT-TERAPIA PROPÕE uma mudança de paradigma da atuação clínica baseado na crença de que a proposta deveria resgatar a abordagem original da vida, que teria como meta descrever uma perspectiva unitária, segundo a qual a vida fosse contemplada de maneira integrada. Nessa perspectiva, a obra analisa vários aspectos do fluxo da *vida viva* e, para isso, usa as noções de espontâneo e espontaneidade como características presentes nos processos criativos a ser resgatados pela psicoterapia. Estes são descritos como a base do processo de crescimento – "Espontaneidade é apoderar-se, crescer e incandescer com o que é interessante e nutritivo do ambiente" (PHG, 1997, p. 45) – ou como correlato de saúde: "É justamente na saúde e na espontaneidade que os homens parecem mais diferentes, mais imprevisíveis, mais 'excêntricos'. Como categorias de neuróticos, os homens são mais parecidos; este é o efeito embotador da doença" (*ibidem*, p. 93). De forma semelhante, os conceitos de espontâneo, espontaneidade e criatividade relacionados à saúde e ao crescimento permeiam toda a obra, mas não recebem uma definição precisa. Parece-me que tal concepção de vida ligada à espontaneidade e à criatividade encontrou inspiração no movimento artístico e filosófico europeu já mencionado, especialmente em Bergson e Reinhardt, com muita afinidade com a elaboração de Moreno sobre a teoria da espontaneidade.

A proposta da meta geral terapêutica, descrita como a integração do pensar, do sentir e do agir, faz os autores recorrerem à noção de *awareness* – ciclo temporal que envolve o sentir, o contatar, o excitamento e a formação de *Gestalten*, e a isso chamam *awareness* total, uma nova concepção-conceito que a obra introduz de forma pioneira. Discussões sobre o tema tornaram o assunto polêmico e ainda provocam controvérsia no entendimento da sua dimensão espacial e temporal.

A meta específica de recuperar a espontaneidade da autorregulação organísmica, chamada de *ajustamento criador*, seria alcançada por meio de uma atuação clínica cujo objetivo seria dar ao homem a habilidade necessária de, em contato com o novo, retomar o próprio crescimento[12]. Desloca-se, assim, a ação clínica para a saúde, para o presente e para a autonomia da pessoa. *Gestalt-terapia* descreve a doença como uma dificuldade ou uma deficiência nesse ajustamento, em circunstâncias em que algo "não funciona bem, que não faz sentido ou não exprime um sentido de totalidade" (Müller-Granzotto e Müller-Granzotto, 2007a, p. 243), introduzindo assim a noção de *ajustamento neurótico*. Tal entendimento supera a dicotomia saúde-doença, dá à noção de neurose um sentido temporal e circunstancial e exclui a necessidade de encontrar as causas dessas disfunções: "Por isso, Perls, Hefferline e Goodman preferem apenas descrever *como* as disfunções se apresentam, de que maneira elas se exprimem como *menos de sentido*" (*idem*).

Ao longo do desenvolvimento da Gestalt-terapia, diversos estudos da abordagem têm privilegiado um ou outro aspecto do trabalho envolvido nessa integração, mas se nota uma dificuldade de compreender esses estudos de modo integrado. Tal produção recolocou a teoria do livro *Gestalt-terapia* em seu rico contexto histórico-filosófico, o que lhe confere uma dimensão fenomenológica que permanecia inacessível até recentemente.

FÁDUA HELOU

Porém, acreditamos que a continuidade de pesquisas dessa natureza permitirá à Gestalt-terapia olhar para a teoria dessa obra de 1951 de forma menos dicotômica e mais abrangente.

---

1. Paul Goodman (1911-1972) nasceu em Nova York. Graduou-se em Letras e completou seu PhD na Universidade de Chicago. Foi um dos mais importantes e criativos críticos sociais e pensadores americanos, atuando em áreas como política, educação, planejamento urbano, psicologia e psicanálise. Na literatura, destacou-se como poeta novelista e romancista. Publicou inúmeros livros, bem como artigos e ensaios. Inicialmente cliente de Laura, manteve com ela uma amizade duradoura. No Instituto de Nova York, deu palestras e foi terapeuta por cerca de dez anos. Anarquista e pacifista, participou ativamente do movimento de contracultura nos anos 1960 (Miller, 1991; L. Perls, 1992; Miller e From, 1994; Stoehr, 1994; Müller-Granzotto e Müller-Granzotto, 2007a; Sá Jr., 2009; Belmino, 2014a).

2. Ralph Franklin Hefferline (1910-1974) foi professor de psicologia e pesquisador de análise comportamental skinneriana na Columbia University; consta que foi cliente de Perls por volta de 1946 (Stoehr, 1994). Apesar da coautoria em *Gestalt-terapia*, Laura Perls (1992, p. 27) afirma que ele não integrou o *staff* do Instituto de Nova York, pois "naquele tempo uma associação muito próxima conosco provavelmente atrapalharia sua carreira acadêmica", mas deu algumas palestras como convidado e sempre permaneceu em contato com o Instituto, indicando pacientes e estudantes.

3. Em inglês, *Gestalt therapy: excitement and growth in the human personality*. A obra foi publicada no Brasil com o título de *Gestalt-terapia* (1997), mas sem o subtítulo, e traz apenas a parte teórica da edição americana de 1994.

4. Surpreendeu-nos a iniciativa de Perls de reeditar o livro em 1969, pois ele parecia rejeitá-lo publicamente, assim como seus amigos e colaboradores.

5. Parece haver consenso, na literatura gestáltica, sobre a vinculação entre Gestalt-terapia e fenomenologia, mas existem divergências sobre a forma como esse vínculo é estabelecido. Müller-Granzotto e Müller-Granzotto (2007a, p. 171) comparam as principais posições adotadas na literatura gestáltica e ressalvam que "para os propósitos da Gestalt-terapia a fenomenologia não é uma metodologia empírica. Nem mesmo uma postura teórica. Trata-se de uma postura ética, por meio da qual se privilegia a descrição daquilo que se mostra desde si, precisamente, as *Gestalten*".

6. Na neurologia, o trabalho de Goldstein de 1939 foi resgatado por Oliver Sacks, em 1995, com a reedição do livro, *The organism*. Sacks diz no Prefácio: "Kurt Goldstein (1878-1965) é uma das mais importantes e polêmicas figuras da história da psiquiatria e da neurologia; atualmente é também uma das mais esquecidas. [...]" (p. 7, tradução livre de Enila Chagas).

7. J. Ribeiro, 1985, 2006; W. Ribeiro, 1987b, 1989; Miller e From, 1994; Yontef, 1998; Robine, 2006; Müller-Granzotto e Müller-Granzotto, 2007a; Alvim, 2014.

8. Miller, 1991; Stoehr, 1994; Belmino, 2014a, 2014b.

9. Essas ideias, publicadas em um artigo, foram refutadas por Reich, que pediu a Goodman para não mencioná-lo em suas proposições políticas (Stoehr, 1994).

10. Seguimos a posição, já adotada por alguns estudiosos da Gestalt-terapia, de usar a expressão "ajustamento criador" para "creative adjustment".

11. Pensemos em estrutura como sugere Merleau-Ponty (1975, p. 167), ultrapassando as "antinomias do materialismo e do espiritualismo, do materialismo e do vitalismo", por meio de uma articulação entre as três ordens de realidade (psíquica, vital e humana ou simbólica), integradas na forma como três tipos de estruturas de significações próprias.

12. O crescimento não é algo muito bem definido na obra: pode tanto se referir a uma personalidade integrada quanto a uma pessoa autossuficiente, ou à maturação, que por sua vez também não recebe uma definição explícita.

8. Da "milagreira de Lourdes" à proposta de ampliação da Gestalt-terapia

PERLS DA COSTA OESTE

COMO VIMOS, APÓS A publicação de *Gestalt-terapia* e a criação do Instituto de Gestalt-terapia de Nova York, Perls iniciou uma série de viagens a partir de 1952. Com isso, estabelece-se gradualmente ao longo dos anos seguintes um distanciamento de Perls do grupo de Nova York. O auge dessa fase, conhecido informalmente como Gestalt-terapia da Costa Oeste, ocorre no período que Perls passou em Esalen, de 1964 a 1968. Apesar de sua importância, há poucos estudos de natureza ontoepistemólogica sobre esses anos.

PERLS TARDIO

APESAR DO SUCESSO E da fama, em 1968, Perls decide deixar Esalen. No ano seguinte, inicia um novo projeto em Cowichan, no Canadá, num curto período, de maio a novembro. Dessa forma, as publicações desse ano marcam a última etapa na sua trajetória, chamada aqui de Perls tardio.

Considerando as poucas publicações de Perls, o ano de 1969 impressiona. Ele edita dois livros inéditos, *Gestalt-terapia explicada*[1] e *Escarafunchando Fritz: dentro e fora da lata de lixo*[2]; reeditou duas obras com introduções atualizadoras, *Ego, fome e agressão* e *Gestalt-terapia*; e terminou o manuscrito do livro *A abordagem gestáltica*, acrescido de *Testemunha ocular da terapia*, organizado pelo editor, lançado postumamente em 1973[3].

Do ponto de vista da sua trajetória, 1969 representa o abandono de um período de fama como nunca Perls experimentara. Mas por que deixar Esalen se ali ele alcançara prestígio e respeito? Por que deixar um dos maiores centros de divulgação e ensino do que era considerado a Terceira Força dentro do movimento humanista da psicologia?

É possível que a motivação de Perls para essa drástica mudança tenha sido sua profunda preocupação com os rumos que a Gestalt-terapia estava tomando, preocupação que fica clara nas três obras desse período. Todas elas refletem o desejo do autor de realizar uma ampla revisão e sistematização daquilo que considerava faltar – a fundamentação teórica para a prática da Gestalt-terapia – diante das incorporações que ele introduzira na abordagem.

COWICHAN: NOVOS SONHOS

COMO VIMOS, EM 1969 Perls muda-se para Lake Cowichan, localizada no extremo oeste do Lago Cowichan, na ilha de Vancouver, no Canadá. Apesar do pouco tempo que Perls passou na cidade, de maio a dezembro de 1969, o período representou o início da realização de um novo sonho, assim como, de modo inesperado, o encerramento de sua trajetória de vida. Perls comprou um antigo hotel de pescadores, onde instalou o Instituto de Gestalt do Canadá, misto de comunidade e centro de treinamento.

Barry Stevens (1978) conviveu com Perls em Cowichan nos últimos meses que Fritz passou lá. Com sua conhecida sensibilidade, ela relata que notou uma diferença entre o Perls da autobiografia (que acabara de ser escrita e editada) e aquele com quem ela tinha contato: "Perguntei ao Fritz a respeito de uma continuação da sua autobiografia, sentindo que Fritz-agora não está muito no *Garbage Pail*" (1978, p. 94). Mais adiante, Stevens comenta que "Fritz agora é quase sempre um velho muito caloroso e gentil. Passa mais tempo conversando com as pessoas do que costumava passar. Tem muito mais paciência" (*ibidem*, p. 242). Por outro lado, embora seus amigos tivessem gostado do recém-lançado *Escarafunchando Fritz*, ela menciona que o percebeu impaciente para saber o que seus inimigos diriam sobre o livro.

Segundo Spitzer (1988), Perls queria desenvolver em Cowichan uma comunidade gestáltica, mas não tinha em mente a forma exata que ela tomaria. Com o desencanto provocado pelas terapias de grupo (*workshops*) desenvolvidas em Esalen, ele queria encontrar novas formas de desenvolvimento pessoal e pensou em um local que fosse, ao mesmo tempo, uma comunidade (*kibutz* gestáltico) e um centro formador de líderes (Instituto de Gestalt). Ele desejava fundar um centro onde os terapeutas pudessem viver e estudar por longos períodos e esperava que ali se desenvolvesse um estilo de vida que não só promovesse a ampliação da consciência como possibilitasse às pessoas a interação com suas partes rejeitadas, fazendo que cada um se responsabilizasse pelos próprios sentimentos. Para Perls, o desenvolvimento de maturação e o espírito comunitário deveriam ser o foco do instituto de Cowichan.

Sobre a experiência comunitária do *kibutz* gestáltico, Perls (1979, p. 331) afirma:

> [...] me proponho a conduzir o seguinte experimento. No *kibutz* a divisão entre participantes e a equipe deve ser abolida. Todo trabalho tem que ser feito pelas pessoas que vêm para o *kibutz*. Equipe permanente: 1) o administrador e fomentador, alguém que tenha conhecimento de fazendas e construções etc. 2) o terapeuta. [...] As pessoas irão para lá por três meses... Cada mês haverá uma troca de dez pessoas chegando e dez indo embora.

Barry Stevens (*ibidem*), entretanto, não acreditava que uma comunidade gestáltica e um centro de treinamento pudessem coexistir. Para ela, a experiência não foi muito bem-sucedida, sobretudo a vivida no Instituto de Gestalt do Canadá: "É isso que eu quero – um lugar para praticar, e gente com quem praticar [...]. Em agosto, quando chegou tanta gente nova, isso foi deixado para trás. No começo de setembro, pensei: 'A Gestalt ficou tão estragada'" (1978, p. 334).

GESTALT-TERAPIA EXPLICADA: REFLEXÕES SOBRE ESALEN

DURANTE O TEMPO EM que viveu no Esalen Institute, Perls desenvolveu duas formas bastante distintas de trabalhar: os *workshops*, com no máximo 15 pessoas e com propósito psicoterapêutico; e os seminários, realizados em fins de semana, para grandes públicos, cujo objetivo era divulgar a Gestalt-terapia por intermédio de palestras e demonstrações sem intenção terapêutica. Segundo ele (1976, p. 107), os seminários seriam "uma espécie de situação de amostra, e qualquer experiência terapêutica ou de crescimento [...] pura coincidência". A Gestalt-terapia foi divulgada nos Estados Unidos e internacionalmente, sobretudo por meio dos vídeos dessas demonstrações ou de profissionais que se sentiram formados nos seminários de fins de semana, o que gerou grandes mal-entendidos no curso do seu desenvolvimento.

Gestalt-terapia explicada (1969) apresenta a transcrição literal dessas palestras e sessões sem propósitos terapêuticos, realizadas por Perls entre 1966 e 1968, no auge de sua fama[4]. A teoria não é apresentada de forma sistemática; não ficam claras a intenção teórica de Perls nem as diferenças entre o pensamento nela expresso e aquele apresentado em *Gestalt-terapia*.

O livro apresenta uma dicotomia marcante, talvez uma representação da mudança que acontecia com Perls. As Partes I a IV são teóricas, divididas em tópicos, mas sem sistematização rigorosa. A própria Introdução faz severas críticas ao que era vivido em Esalen. As outras duas partes são transcrições literais dos trabalhos de grupo anteriores à crise vivenciada por Perls em

1969. As inovações que ele agregou ao seu trabalho após as experiências na Costa Oeste podem ser encontradas nesses trabalhos, mas não há teorização a esse respeito.

Quando do lançamento de *Gestalt-terapia explicada*, Perls acreditava ter superado os impasses que encontrara na psicanálise, mas, ao mesmo tempo, revelou extrema preocupação com os rumos da abordagem. O receio das consequências desse modo irresponsável de divulgação da teoria, em um momento cultural que Perls denominou de "fase nova e perigosa", foi um dos motivos que o levaram a deixar Esalen e buscar alternativas, desacreditado que estava dessa forma de treinamento.

Esse momento, nas palavras de Perls (1976, p. 13), foi caracterizado por uma "mudança cultural de 180 graus de um puritanismo e moralismo para o hedonismo, em que tudo tinha que ser diversão e prazer", sendo responsável pelo surgimento de "terapias estimulantes, super, cura instantânea, consciência sensorial instantânea, na crença da quebra de resistência como cura".

De forma incisiva, o autor critica a cultura norte-americana da época, que privilegiava os resultados rápidos por meio da busca do prazer a qualquer custo. Ironicamente, após a morte de seu fundador, a prática clínica da abordagem seguiu justamente o caminho denunciado por ele nessa obra, com o uso de técnicas de forma indiscriminada, a serviço de curas instantâneas. Isso ia de encontro ao que pregava Perls, que entendia a técnica como um truque que só deveria ser utilizado em casos extremos, sob pena de tornar-se uma falsa terapia, impeditiva do crescimento.

E o crescimento, segundo Fritz, é o "algo mais" pelo qual a Gestalt-terapia trabalha. Ao longo do livro, ele desenvolve a ideia de que o foco do processo terapêutico deve ser a promoção do processo de crescimento, em contraposição às psicoterapias centradas na doença:

> Estamos aqui para promover o processo de crescimento e desenvolver o potencial humano. [...] O processo de crescimento é [...] demorado. Na

FÁDUA HELOU

terapia, não temos apenas que superar o desempenho de papéis. Temos também que preencher os buracos da personalidade, para torná-la novamente inteira e completa. [...] tem que se empenhar [...] e crescer leva tempo. (Perls, 1976, p. 14)

Nas Partes I a IV do livro, outros temas vão sendo apresentados de forma assistemática, em tom de conversa:

- a definição de saúde relacionada a conflitos na dualidade autorregulação/regulação externa;
- a maturação como fator de crescimento e os impasses desse processo;
- as formas terapêuticas de acesso aos impasses e impedimentos no processo de crescimento, bem como as possibilidades de entendimento desse processo; os conceitos de *agora* e *aqui* como descrições fenomenológicas do ponto-zero, inspirados na teoria de Friedlaender, e o conceito do *como*.

Por esse caminho, Perls desenvolve uma teoria sobre a neurose e as formas psicoterapêuticas de alcançar e superar o ponto de impasse representado pela evitação neurótica. De maneira inovadora para sua época, Perls foca a terapia na ideia de saúde, definida por ele como "um equilíbrio apropriado da coordenação de tudo aquilo que somos", ao passo que a neurose é pensada como "um distúrbio de crescimento" oriundo da evitação (*ibidem*, p. 20). Esse tema já aparecia na obra *Gestalt-terapia* (1997), mas aqui é apresentado de forma mais simples e direta. Novamente, a maturação aparece como ideia-conceito a ser entendida como resultado do crescimento: "Em Gestalt-terapia o objetivo é amadurecer, crescer" (Perls, *ibidem*, p. 46). Perls acredita, assim, que o que antes era examinado do ponto de vista médico poderia ser visto por um prisma educacional, o que levaria a uma reorientação das ciências comportamentais.

No desenvolvimento dessas noções de maturação/crescimento, bem como de neurose/distúrbio do crescimento, Perls utiliza-se dos principais conceitos que já tinham se destacado em *Gestalt-terapia* (1997) – autorregulação organísmica, organismo, caráter – como construtos que caracterizam uma personalidade na sua interação com o meio.

Ao longo de *Gestalt-terapia explicada*, Perls retoma a análise da autorregulação organísmica relacionada à espontaneidade e como noção polar a controle externo – a autorregulação organísmica passa a ser vinculada a um controle interior, incorporado a todo o organismo, sendo a concretização da "própria natureza", em oposição ao controle exterior, exercido pelos outros, por ordens, pelo ambiente. "Todo controle externo, mesmo o controle internalizado – 'você deve' – interfere no funcionamento sadio do organismo", defende o autor (1976, p. 38). Fritz Perls descreve a dinâmica dessa dualidade, cujo resgate ele considera fundamental tanto para a tomada de consciência completa quanto para a promoção da cura.

Outra polaridade examinada na obra é a estabelecida entre as necessidades do indivíduo e as da sociedade, dualidade essa geradora de conflitos, já que as exigências de um e de outra são diferentes, interferindo as demandas da segunda negativamente no desenvolvimento natural, "falsificando nossa existência".

Alguns problemas conceituais aparecem na obra. Como outras, a definição de organismo é precária, abrangendo qualquer ser vivo que possua órgãos, tenha uma organização e se autorregule. As características principais desse organismo seriam sua interdependência do ambiente para troca de materiais essenciais e seu trabalho para a formação de um todo.

Essas ideias já apareciam na obra de 1951, e no livro de 1969 Perls procura simplificá-las; porém, tal simplificação gerou um problema de conceituação que não mereceu maior atenção do autor. O conceito de organismo já não é suficiente para descrever a complexidade humana. Ele simplesmente agrega o substantivo "pessoa" ao substantivo "organismo":

Pessoas e organismos podem se comunicar entre si. Desta forma, surge um novo fenômeno, o *nós*, que é diferente do *eu e você*. O *nós* não existe por si só, mas se constitui a partir do *eu e você* e é um limite do intercâmbio onde duas pessoas se encontram. (Perls, 1976, p. 21)

Entendemos que Perls queria um conceito que conservasse as características fenomenológicas da teoria organísmica de Goldstein, mas também pretendia se referir às características existenciais. O autor começa a teorizar a relação com o outro como acontecimento essencial em um campo, o que não aparecia nas obras anteriores com a noção de contato – que subentendia a presença do outro, mas sem referência direta ao processo do "entre" ou ao "nós".

Na história da abordagem, não há estudos sobre o uso dos diferentes conceitos de "pessoa", "indivíduo" e "organismo". Os textos atuais tendem a empregar "pessoa", embora o uso de "organismo" ainda apareça vinculado às questões levantadas por Goldstein.

Em *Gestalt-terapia explicada*, Perls volta a usar o conceito de ego, embora não se refira ao ego insubstancial de sua primeira obra nem ao ego freudiano. Na obra, ego aparece relacionado a self, ao conceito de fronteira do ego e aos fenômenos da fronteira: identificação, alienação e formação de caráter. O tema do relacionamento entre o mundo e o self é enfatizado e desenvolvido com base na ideia de contato e pela noção de metabolismo e suas leis – autorregulação por meio do processo gestáltico de figura-fundo. Além disso, o conceito de preferência substitui a noção de necessidade, que vinha se revelando insuficiente para descrever as escolhas do organismo no seu intercâmbio com o meio.

Sobre o propósito da Gestalt-terapia, há uma mudança de foco. Se antes o conflito estava no centro das atenções, agora Perls enfatiza que a terapia tenha como meta descobrir o potencial esquecido do paciente, privilegiando sua personalidade, as partes que faltam e as que foram alienadas: "Onde deveria existir alguma coisa, não existe nada. [...] A parte mais importante que falta é o centro. [...] Estes furos que faltam são sempre visíveis. Existem sempre na *projeção do paciente no terapeuta*" (Perls, 1976, p. 60). A Gestalt-terapia pós-Perls tem se dedicado ao estudo da constituição desses furos partindo das primeiras relações da criança. As considerações de Alice Miller (1997)[5] sobre o *falso self* têm fundamentado parte desses trabalhos.

Perls acredita que tudo que a pessoa rejeita pode ser recuperado, sendo os meios para isso a compreensão, a representação e tornar-se as partes rejeitadas, numa relação com o psicodrama. Essas três considerações serão explicadas e demonstradas na segunda parte do livro, nas transcrições dos *workshops*. Como atitude primordial do terapeuta, Perls (*ibidem*, p. 62) destaca, de forma ineditamente explícita, a escuta compreensiva e aberta:

> E o principal é escutar. Escutar, compreender e estar aberto são uma única coisa. [...] O que tentamos fazer na terapia é, passo a passo, reassumir as partes rejeitadas da personalidade, até que a pessoa se torne suficientemente forte para facilitar seu próprio crescimento, para aprender a entender onde estão os furos, e quais os sintomas dos furos.

Por fim, Perls coloca o foco de trabalho da Gestalt-terapia na dimensão temporal e espacial do presente, que ele denomina *aqui e agora*. A compreensão desses conceitos como construtos fenomenológicos foi resgatada a partir dos anos 1980. Perls (*ibidem*, p. 63) diz que é por meio "de duas bases que a Gestalt-terapia caminha: *aqui e como*", estando a essência da abordagem na compreensão dessas duas palavras. Para o autor (*ibidem*, p. 80), os conceitos de "autenticidade, maturidade, responsabilidade pelos próprios atos e pela própria vida, capacidade para responder e viver no agora, ter a criatividade do agora disponível" são uma coisa só.

FÁDUA HELOU

ESCARAFUNCHANDO FRITZ: DENTRO E FORA DA LATA DE LIXO: **PERLS TESTAMENTÁRIO**

ESSA OBRA É APRESENTADA como uma "conclusão" da vida de Perls, como seu testemunho e sua herança. Assim o autor abre o livro (1979, p. 11):

> Dentro e fora da lata de lixo ponho a minha criação, cheia de vida, ou podre com bichos, tristeza ou exaltação. O que tive de alegria e desventura será reexaminado [...] [para] que se forme uma gestalt inteira, na conclusão da minha vida.

O livro é escrito na forma de associação livre, com fatos que se intercalam, seguindo o curso livre de sua memória e de suas reflexões. É rico porque nele Perls se revela no pessoal e no intelectual de forma ampla e irrestrita. Assim, não há uma teoria apresentada de maneira sistemática, mas o leitor encontra aqui e ali informações importantes que ajudam a compreender as outras obras, a personalidade do próprio autor e, sobretudo, suas opiniões e emoções quanto às pessoas e aos acontecimentos de sua vida.

Perls discorre longamente sobre suas atribuladas relações pessoais com seus pais e irmãs. Fala sobre amigos de infância, dificuldades escolares, formação universitária e psicanálise – como também expõe sua opinião, em geral irônica, sobre seus analistas. A participação na Primeira Guerra Mundial, a fuga da Alemanha, a vida na África do Sul, a chegada aos Estados Unidos, o uso de LSD, a ida ao Japão e a Israel, a estadia em Esalen, o contato com as inovações da Terceira Força, a fama com os *workshops* e o sonho do *kibutz* e do centro de treinamento no Canadá são outros temas abordados.

De forma pessoal, aborda a difícil relação com Laura Perls e seus filhos, e revela outros amores esporádicos ou mais permanentes – como Marty, citada como a grande paixão da sua vida. Fala, ainda de sua relação pessoal e teórica com Friedlaender, Freud, Reich, Karen Horney, Ernest Jones, Ida Rolf e Virginia Satir, entre outros. Relata aleatoriamente suas afinidades e discordâncias com a teoria da couraça de Reich, a psicanálise, a teoria organísmica, a psicologia da Gestalt, o existencialismo e o zen-budismo.

Nessa livre narrativa, e também de forma assistemática, Perls discorre sobre pensamentos que se tornaram pilares na Gestalt-terapia, como tomada de consciência, *awareness*, polaridade, autorrealização, autenticidade, homeostase, teoria da couraça, formação organísmica de hábitos, formação de *Gestalten* e *Gestalten* integradas, neurose e maturação, fronteira de contato.

Ao final do poema que abre o livro (1979, p. 10), Perls declara esperar, com esse reexame, "na conclusão de sua vida, substituir o caos, sujeira e confusão pela formação de uma Gestalt inteira". Essa busca de integração acompanha-o por toda a sua vida, e paradoxalmente (ou não) as suas obras apresentam a descontinuidade e fragmentação que parecem ser sua marca pessoal – ou marcas de um tempo em que o momento vivido no presente passou a ser mais importante.

INTRODUÇÃO À NOVA EDIÇÃO DE *EGO, FOME E AGRESSÃO*

No FINAL DA VIDA, Perls planeja uma reedição dessa obra e avalia que ela representava sua transição da psicanálise ortodoxa para a abordagem gestáltica. O subtítulo original – *Uma revisão da teoria e método de Freud* – é substituído por *Os primórdios da Gestalt-terapia*, indicando que o livro continha as bases do pensamento que deu origem à Gestalt-terapia.

Na capa da edição de 1969, lê-se: "A Gestalt-terapia do despertar sensorial através do encontro pessoal espontâneo, da fantasia e da contemplação". E, na contracapa: "Este livro desafia a teoria freudiana e a psicanálise a favor de um método terapêutico mais amplo que enfatiza uma abordagem prática e de contato humano na psiquiatria"[6]. Outras alterações: a retirada do Prefácio da edição de 1945, a retirada dos agradecimentos a Laura Perls e de uma página intitulada "Prescrição". A dedicatória a Max Wertheimar permanece.

No texto, Perls (2002, p. 36) diz que a perspectiva do livro "está baseada em polaridades e em focalização" e que o primeiro capítulo, "embora de leitura difícil, é importante", pois permite a superação de pontos de impasse. Assim, ele reafirma a importância do tema da indiferença criativa, que lhe deu as ferramentas para pensar as situações de conflito devido às dicotomias de dualidades fundamentais, e a possibilidade de sua superação por meio da noção do ponto-zero – a indiferença criativa, que significaria o resgate da espontaneidade criadora.

Perls relaciona alguns conceitos que, após 20 anos, percebia como aceitos ou como mal compreendidos. Como conceitos assimilados ele cita: a realidade do aqui e agora, organismo como um todo, a dominância da necessidade mais urgente e a teoria da *awareness*. Porém, segundo ele, longe de ser entendidos estavam: a significância da agressão como força biológica; a relação entre agressão e assimilação; a natureza simbólica do Ego; a atitude fóbica na neurose; a unidade organismo-meio.

No que se refere à clínica, Perls (*ibidem*) não foi otimista quanto à terapia individual nem quanto à eficácia dos workshops. Mas pontuou que a terapia estava se tornando cada vez mais o encontro de um terapeuta humano com outro ser humano e não com um caso. Para o autor, a mais importante evolução em seu trabalho foi conseguir romper o ponto de impasse nas terapias – e, como vimos, para ele a resposta a isso estava no trabalho com polaridades e centramento descrito em *Ego, fome e agressão*.

INTRODUÇÃO À NOVA EDIÇÃO DE *GESTALT-TERAPIA*

EM 1969, PERLS[7] PLANEJOU uma nova edição para o livro *Gestalt--terapia*, para o qual escreveu uma nova Introdução. Com sua morte, no início de 1970, o livro é lançado em 1971, sem modificaçóes, somente com essa Introdução, incluída também na edição de 1994. No texto, Perls (1997, p. 11) reavalia que os experimentos de Gestalt, passados 20 anos, ainda seriam válidos, mas uma mudança de perspectiva importante estava em curso:

> A ênfase global, entretanto, mudou da ideia de terapia para um conceito gestáltico de crescimento (desenvolvimento). Agora considero a neurose não uma doença, mas um dos vários sintomas da estagnação do crescimento (desenvolvimento). Outros sintomas dessa estagnação são a necessidade de manipular o mundo e controlar a loucura, distorções de caráter, a redução do potencial humano, a perda da "habilidade de responder" e, o mais importante de tudo, a produção de buracos na personalidade.

Aqui, Perls introduz uma ideia nova: o conceito gestáltico de crescimento seguido da palavra "desenvolvimento", como se fossem sinônimos, intercambiáveis ou como se um definisse o outro.

Em 1951, Perls, Hefferline e Goodman referiram-se a uma "mentalidade gestáltica", que pode sugerir alguma relação com "conceito gestáltico de crescimento". Compreender tal ideia é fundamental porque os autores destacavam (1997, p. 32) que para o leitor "entender o livro precisa ter uma mentalidade gestaltista", acrescentando que a "perspectiva gestáltica é a abordagem original, não deturpada e natural da vida; isto é, do pensar, agir e sentir do homem".

A ABORDAGEM GESTÁLTICA E TESTEMUNHA OCULAR DA TERAPIA: UM PROJETO INACABADO

Essa obra (1973/1988)[8] foi publicada originalmente em 1973, pela Science and Behavior Books, de Palo Alto, Califórnia. Robert S. Spitzer, à época editor-chefe da SBB, interessou-se pelo trabalho de Perls e tornou-se seu editor e amigo. Editou assim essa obra póstuma de Perls, sendo dele as informações que temos sobre as intenções de Perls em relação ao livro.

Inicialmente, Perls projetou dois livros separados, o primeiro de teoria e o segundo de prática. A maior parte do material de *A abordagem gestáltica* foi escrita em Esalen. Do segundo livro, sobre a prática gestáltica, só foi discutido o projeto. Com sua morte inesperada, o editor decidiu publicar uma só obra, no mesmo formato do *Gestalt-terapia*, em duas partes independentes e com dois nomes diferentes. *A abordagem gestáltica* trata dos fundamentos teóricos, conforme o manuscrito de Fritz Perls. Já *Testemunha ocular da terapia* traz a aplicação da teoria por meio de sessões dinâmicas, cujo material foi transcrito de filmes didáticos feitos pelo próprio autor. Seu objetivo era retomar a fundamentação da prática utilizando um estudo teórico mais profundo.

A ideia, segundo Spitzer (1988, p. 8), era "desenvolver o ensino de matérias que pudessem reunir sua filosofia pessoal e suas práticas psicoterápicas de forma concisa e estimulante". Era seu desejo que os livros e filmes desmistificassem o culto a Fritz Perls, pois ele estava realmente cansado "dessa milagreira de Lourdes". Não via seu trabalho como misterioso nem o resultado da relação psicoterapêutica como um milagre, e acreditava que essa forma de encarar o que ele fazia seria reconduzida a seu devido lugar uma vez entendidas a teoria e a prática gestálticas. Infelizmente Perls não realizou essa necessária recondução. Esse trabalho de revisão da Gestalt-terapia só foi iniciado anos mais tarde.

Ainda segundo Spitzer (*ibidem*, p. 7), era também intenção de Perls atualizar teoricamente seus trabalhos anteriores, bem como integrar diversas contribuições, particularmente das "religiões orientais, meditação, psicodelismo e trabalhos corporais".

Para concluir a segunda parte do livro, Spitzer confiou a edição do material a Richard Bandler[9], que analisou e catalogou vídeos demonstrativos de sessões de Perls. Bandler escolheu extratos que julgou serem essencialmente autoexplicativos e introdutórios ao trabalho gestáltico.

O interesse de Perls na superação das divisões neuróticas da personalidade está presente nessa obra. Ele reafirma como objetivo da psicoterapia o trabalho de superação da crescente dicotomia entre pensamento e ação e entre mente e corpo. Para desenvolver esse estudo, Perls renova ou reafirma os fundamentos do seu pensamento – a doutrina holística e a psicologia da Gestalt – apresentando premissas sobre a organização de totalidades, o processo figura-fundo e o processo homeostático adaptativo da autorregulação organísmica. Utiliza, para tanto, os conceitos de necessidades, hierarquia de necessidades, contato, limite de contato, funções da mente, campo unificado, catéxis positivas e negativas do campo.

A noção de contato, central em *Gestalt-terapia*, aparece agora de forma simplificada, em suas funções polares: contato e fuga. Aqui, há outra possibilidade de confusão conceitual, pois contato se refere não só ao processo global de contatar como a um dos polos do processo de contatar – o oposto à fuga.

Nesse livro, o conceito de saúde faz referência a um homem "bem integrado e autossuficiente". Segundo Perls (1988, p. 40), saúde é uma questão de limites; o autor afirma que o homem saudável "compreende a relação entre si e a sociedade, como as partes do corpo parecem compreender, instintivamente, sua relação com o corpo como um todo. É um homem que reconhece os limites de contato entre ele e sua sociedade". Dessa forma, a tarefa da psicoterapia seria a de "facilitar a cada um o desenvolvimento que lhe habilitará a encontrar objetivos que lhe sejam significativos e trabalhar por eles, de um modo maduro" (*ibidem*, p. 58).

No entendimento de saúde assim proposto, aparece uma perspectiva nova, expressa pela pergunta: que força energiza nossas ações? Por meio dessa questão, Perls retoma seu interesse pelas forças que dão sentido à vida. Assim, o trabalho específico com as emoções passa a integrar o foco terapêutico, pois o autor considera as emoções a "própria linguagem do organismo", "a nossa própria vida" (1998, p. 37).

Nas obras anteriores, a neurose era entendida por intermédio das interrupções nos processos de crescimento (ou contato), o que dirigiu a teoria e a prática para as questões relacionadas à percepção e sensação. Já em *A abordagem gestáltica e Testemunha ocular da terapia* Perls (*ibidem*, p. 38) descreve a neurose como

> uma pessoa cujo ritmo contato-afastamento está fora de forma: não pode decidir por si mesmo quando participar e quando fugir [...] perdeu a liberdade de escolha, não pode selecionar meios apropriados para seus objetivos finais porque não tem a capacidade de ver as opções que lhe estão abertas.

Vemos, nessa definição, a concepção de neurose em sua dimensão temporal, a ênfase nas vivências relacionais e no presente e o contato (contato e fuga) como foco terapêutico. Perls faz uma descrição bem-humorada do neurótico: "E aqui vem nosso neurótico – ligado ao passado com modos obsoletos de agir, vago quanto ao presente porque o vê apenas através de óculos escuros, torturado em relação ao futuro porque o presente lhe escapa" (*ibidem*, p. 57).

Tal concepção leva o autor a descrever a neurose como um distúrbio de limite, enquanto nas obras anteriores ela era definida como distúrbio de fronteira, representando formas cronificadas de ver e agir, próprias do indivíduo. Perls (*ibidem*, p. 45) descreve esses distúrbios de limite como resultado "da incapacidade do indivíduo encontrar e manter o equilíbrio adequado entre ele e o resto do mundo [...] sua neurose é uma manobra defensiva para protegê-lo contra a ameaça de ser barrado por um mundo esmagador". O resultado dessa manobra são os distúrbios de limites "importunos, crônicos, interferências diárias no processo de crescimento e autoconhecimento, através do qual encontramos sustento e maturidade" (1988, p. 45-46).

A adoção desse novo conceito, "distúrbio de limite", justifica-se porque Perls (*ibidem*, p. 46) declara que essas interferências ou interrupções resultam no "desenvolvimento de contínua confusão entre o si mesmo e o outro". O tema do *entre eu e o outro* ganha maior relevância teórica. Para descrever tais distúrbios de limite, o autor resgata da psicanálise os mecanismos de defesa neuróticos: introjeção, projeção, confluência e retroflexão. Por meio desses quatro mecanismos, analisa os eventos psicológicos que ocorrem "no limite de contato", considerando "os pensamentos, ações e emoções as formas de se vivenciar e encontrar esses fatos limítrofes" (*ibidem*, p. 31). É um texto mais simples e fluido, no qual Perls se refere ao "indivíduo" ou à "pessoa". O termo "organismo" só é usado em referência ao processo da autorregulação.

A neurose é apresentada com base em uma visão de campo – a pessoa no seu ambiente como uma totalidade, e a terapia tendo como foco a recuperação da capacidade pessoal de interagir de forma mais integral e criativa, mediante a conscientização do processo individual figura-fundo. Porém, não fica claro como Perls articularia a teoria do self de *Gestalt-terapia* e a teoria da neurose apresentada aqui. Ele também se omite quanto a noções como ego ou self, distanciando-se da teoria da personalidade integrada com a qual apresentou o livro *Gestalt-terapia*.

Como vimos sobre outros conceitos, a omissão não significaria abandono, mas uma falta de sistematização e continuidade. Cremos que Robine (2006) refere-se a essas incoerências quando lamenta o retrocesso que via em elaborações mais simplistas do que as introduzidas pelo *Gestalt-terapia*, empobrecendo a abordagem. Para ele, os estudos ao longo da história da Gestalt-terapia não recorreram à sua raiz psicanalítica e, com isso, as construções teóricas, isoladas do seu contexto, se revelam "infinitamente menos refinadas do que a da psicanálise" (*ibidem*, p. 11-12).

Encerro este capítulo oferecendo uma visão geral do pensamento que desenvolvi ao estudar as obras de Perls. Para tanto, apresento a seguir um quadro esquemático, no qual arrolo cada obra com os respectivos tema, objeto de estudo e proposta psicoterápica:

FÁDUA HELOU

Panorama das publicações de Frederick Perls, 1942-1969

Publicações e datas	Tema	Distúrbio neurótico	Proposta psicoterápica	Objetivo
Ego, fome e agressão 1942	Agressão biológica dos instintos de autoconservação do Ego, da fome e da defesa	Distúrbio na função agressiva do ego: evitação	Terapia de concentração: recuperação das funções dicotomizadas pelo mecanismo de defesa evitação	Conscientização das evitações
"Planned psychotherapy" e "Teoria e técnica de integração da personalidade" 1947/1948	Dicotomias e dissociações da personalidade: conflito no dualismo identificação- -alienação	Divisão neurótica: Identificação/ alienação com pontos de resistência na personalidade, no comportamento e na linguagem	Terapia de integração: reintegração das partes alienadas para obter a identificação com todas as funções vitais	Personalidade integrada
Gestalt-terapia 1951	Trânsito entre os polos das dualidades: estudo das interrupções e inibições nesse trânsito	Dicotomias das dualidades → distúrbios de fronteira de contato	Teoria do self: terapia de mobilização do self por meio do sistema sensorial e motor	Unidade e integração da personalidade: pensar, sentir e agir
Gestalt-terapia explicada 1969	Impasses na personalidade	Autoalienação e empobrecimento	Teoria da neurose: explosão das camadas de morte baseadas na estrutura da neurose	Reintegração e recuperação da atividade espontânea e criadora do self
A abordagem gestáltica e Testemunha ocular da terapia 1969	Impasses: conflitos e cisões; mecanismos de defesa do ego: introjeção, projeção, confluência e retroflexão	Distúrbios de limite do indivíduo; buracos na personalidade	Teoria da neurose	Resgate da energia vital
Introduções às edições revistas de *Ego, fome e agressão* (1) e *Gestalt-terapia* (2)	(1) Polaridades e focalização (2) Conceito gestáltico de crescimento da personalidade	(1) Impasses relacionados à agressão deslocada (2) Estagnação do crescimento: neurose; manipulação; buracos na personalidade; distúrbios de caráter; esquizofrenia	(1) Despertar sensorial por meio do encontro pessoal espontâneo, da fantasia e da contemplação (2) Superação dos fatores de estagnação do crescimento	(1) Recuperação do senso de si por meio do contato humano (2) Maturação: recuperação do potencial reprimido, alienado e projetado rumo ao autossuporte

170

FREDERICK PERLS, VIDA E OBRA – EM BUSCA DA GESTALT-TERAPIA

---

1. *Gestalt therapy verbatim* foi publicado pela Summus em 1976.

2. *In and out the garbage pail* foi publicado pela Summus em 1979.

3. *The Gestalt approach & Eye witness to therapy* foi lançado pela LCT em 1988.

4. O material foi compilado e editado por John O. Stevens, também conhecido como Steve Andreas, que mais tarde se tornou um conhecido editor, escritor, instrutor e desenvolvedor de programação neurolinguística.

5. A autora estudou os distúrbios oriundos da ausência de identificação e confirmação parental, assim como dos maus-tratos emocionais na primeira infância e suas consequências na vida adulta. Seu trabalho sobre o falso self tem semelhanças com a obra de Winnicott, mas distancia-se do referencial psicanalítico.

6. Traduções livres.

7. Perls assina sozinho esse texto, sem a participação dos outros dois autores.

8. *The Gestalt approach & Eye witness to theraphy* foi publicado no Brasil primeiramente pela Zahar, em 1977, e depois pela LTC, em 1988. Para escrever este livro, consultei a última edição.

9. Richard Bandler é cocriador, com John Grinder, da programação neurolinguística. Ainda estudante, interessou-se pela obra de Perls após o convite de Spitzer para editar *A abordagem gestáltica* e *Testemunha ocular da terapia*.

Parte III
Reticências: ponto de partida e ponto de chegada

9. Divagações conceituais: um panorama fragmentado

POR QUE INSISTIR EM falar de um panorama que se mostrou fragmentado e descontínuo? Uma primeira resposta revela a questão pessoal – porque a inquietação assim o exige e porque ainda parece haver fôlego para mais um esforço. Assim, continuo seguindo o caminho da inquietação que me trouxe até aqui. A forma gestáltica de ver o fenômeno – a difícil tarefa de ficar com o óbvio – parece socorrer-me neste momento. Por que falar de continuidade se o que temos é descontinuidade? Acredito que é isto que ainda faltava nesse panorama: sistematizar as descontinuidades mencionadas ao longo do livro. Assim, escolhi alguns temas e conceitos relevantes para analisar a forma por vezes contraditória como foram tratados por Perls em relação às etapas teóricas nomeadas por mim – que, é claro, não foram vividas por ele como etapas, simplesmente foram vividas.

REINTERPRETANDO AS RAÍZES

O RESGATE DAS RAÍZES filosóficas e científicas europeias e americanas, empreendido intensamente por estudiosos da abordagem a partir dos anos 1980[1], enriqueceu a Gestalt-terapia ao reintroduzir a perspectiva holístico-semântica à formulação do pensamento de Perls fazendo sua releitura pela ótica de Smuts, Goldstein, Lewin e da psicologia da Gestalt. Porém, a psicanálise freudiana e parafreudiana, conforme originalmente elaborada por Perls, acabou ficando de lado. Cremos que a ironia e o descrédito de Perls em relação à psicanálise clássica – e a Freud em particular – obscureceram a riqueza da sua formação psicanalítica, dificultando uma avaliação pertinente dessa influência no desenvolvimento da Gestalt-terapia. O fato é que Perls foi claro e enfático naquilo que discordava da psicanálise, mas omisso em apontar aquilo que havia assimilado e incorporado.

Vários autores gestálticos vêm insistindo na necessidade de rever a influência da psicanálise na construção – e não só na desconstrução – do pensamento de Perls. Ainda que de forma incipiente, este livro colabora nesse processo. Aproveito para apontar que o pensamento em relação a Reich, com poucas exceções na literatura gestáltica[2], ainda está subaproveitado. Diante das críticas de Perls à teoria da couraça muscular e, posteriormente, da revisão crítica do "pele-vermelhismo gestáltico", muito do pensamento sobre a resistência corporal vista da ótica reichiana ficou negligenciado. Além disso, a atualização do estudo da semântica tem passado despercebida, e os estudos da neurociência, da programação neurolinguística e de Lacan estão aí para nos lembrar de sua relevância.

Nas últimas décadas, estudiosos têm procurado recuperar o sentido da linguagem fenomenológica do livro *Gestalt-terapia* a fim de superar as dicotomias que persistiram na teoria gestáltica. Desse modo, incorporou-se ao tema a dimensão temporal e dinâmica de uma subjetividade ambígua em seus processos perceptivos e intersubjetivos. Arte, corpo e criatividade foram conceitualmente reintegrados à teoria e prática gestálticas, tornando temas estudados dentro da abordagem de forma enriquecedora. Procurarei apontar algumas dessas contribuições.

O CONJUNTO DA OBRA: PROPOSTA DE (DES)ARTICULAÇÃO

AO LONGO DE SUAS obras, Perls manteve presentes algumas ideias, mesmo que de forma implícita ou desarticulada. A seguir, discutirei as que me pareceram mais significativas.

NEUROSE COMO SINTOMA DE CONFLITO

A NOÇÃO DE NEUROSE como sintoma de um conflito entre o indivíduo e a sociedade – em afinidade com o pensamento de Freud (1996) e, com modificações, de Reich (1975) – talvez seja a principal delas. As teorizações apontam a tentativa de superar a dicotomia que atinge o indivíduo nos sistemas que funcionam de forma dualística com o objetivo de recuperar a inteireza e a integridade na personalidade humana.

De início, Perls se propõe a abordar esse conflito mediante o resgate das dualidades dicotomizadas neuroticamente. Diferenciando-se de Freud, a especificidade do conflito que Perls identifica em 1942 recai sobre a repressão das forças agressivas que deveriam estar a serviço dos instintos de autopreservação da fome e da defesa. Desse modo, na neurose, a energia agressiva se encontrava distorcida de seu caráter funcional biológico, sendo a evitação o sintoma básico desse conflito. Para Perls, o trabalho clínico precisava reintegrar essas funções organísmicas.

Na obra de 1951, o tema da dicotomização neurótica das funções organísmicas de autopreservação se amplia para outras dualidades fundamentais já numa linguagem fenomenológica, o que lhe permitirá descrever o funcionamento organísmico e suas defesas. Como vimos, Perls, Hefferline e Goodman (1997) nomearam uma série de dualidades identificadas como dicotomizadas na cultura daquela época, propondo que elas fossem reintegradas pelo trabalho clínico. Foi dessa perspectiva que os autores elaboraram a teoria do self e sua ação criativa.

Isso nos leva a considerar que a clínica gestáltica deverá estar sempre atenta às formas como cada cultura lida com a ambiguidade presente nos paradoxos de suas dualidades inalienáveis. Entre as indicações de temas para pesquisa, podemo-nos nos perguntar: que dualidades atuais encontram-se dicotomizadas e precisam ser reintegradas? Que impasses chegam hoje à clínica gestáltica? O que escapa a ela? O que se pode observar no ambiente à nossa volta que não encontra ressonância na prática clínica gestáltica?

No esboço de seu último livro, *A abordagem gestáltica*, Perls apresenta uma teoria da neurose, relacionando o trabalho terapêutico à identificação das diversas camadas neuróticas até alcançar o impasse, que paralisa ou dificulta o modo de ser daquele indivíduo no mundo. Talvez essa concepção fosse receber dele maior aprofundamento teórico, que incluísse outras conceituações que não apareceram nas obras inéditas de 1969. Essa aparente descontinuidade levanta algumas questões: de que contexto teórico Perls está falando aqui? Ele se refere à teoria da neurose na perspectiva de uma teoria da personalidade? Sendo assim, estaria ele falando de uma neurose relacionada à estrutura da personalidade?

Isso poderia indicar que Perls, em 1969, volta a se preocupar com questões estruturais. Parece que o interesse em novos temas, tais como os buracos da personalidade, exigiria dele o resgate da perspectiva estrutural em um trabalho que até então focava o funcional. Assim, será que Perls, à época, iniciava um resgate conceitual do trânsito entre o estrutural-funcional e o processual, como fizera em 1951 com a autopreservação? Entendemos que o autor apontou nessas obras um trabalho clínico para outras modalidades de sofrimento psíquico, além daqueles decorrentes dos conflitos dicotomizantes (ou neuróticos).

ALÉM DO CONFLITO: OUTROS DESAFIOS CLÍNICOS

OUTRO PONTO QUE NOS chamou a atenção foi o fato de o conjunto da obra de Perls ser publicado em 1969. Naquele mesmo ano, o autor declarou, mais de uma vez, seu interesse em um trabalho centrado no crescimento da pessoa, tomando por base outros temas além da neurose. Será que os novos assuntos que ele se propõe a pesquisar exigiam aquelas teorias que o próprio Perls desconsiderara em suas obras anteriores?

Parece-me que sim, pois nelas identificamos ferramentas teóricas de que Perls dispunha para pensar esses novos temas em novos tempos. Assim, em 1942, o tema era a energia agressiva que, mediante o mecanismo de defesa de evitação, encontrava um caminho "neurótico" de realização. O conflito neurótico de evitação dividia a personalidade e a energia agressiva reprimida desviava-se de sua função original, mas conservava seu poder "destruidor", representado pela violência. A proposta terapêutica era a tomada de consciência das diversas formas dessa evitação, e Perls construiu para esse trabalho a proposta da *terapia de concentração*.

Mas a clínica revelou que isso não era suficiente; nem a quebra de resistência via teoria reichiana nem a conscientização pela *awareness* resultavam em uma personalidade mais integrada. A integração não acontecia com a conscientização a respeito de quê e de como estava sendo evitado. Perls então desenvolveu a *planned psychotherapy* com a proposta de *terapia de integração*, em que os conflitos resultantes das dicotomias eram tornados conscientes para ser integrados à personalidade. Mas parecia faltar uma forma terapêutica de transformar tal integração em movimento.

O encontro com Goodman e as experiências culturais e artísticas norte-americanas acrescentaram ao pensamento de Perls a possibilidade de retomar teoricamente as experiências filosóficas e culturais europeias relacionadas ao elã vital, tais como a intuição, o não racional, o espontâneo, a criatividade, a autorrealização, a busca de si mesmo, a desestruturação dos papéis sociais, a autenticidade etc.

A leitura fenomenológica de 1951 (PHG, 1997) permitiu-lhe repensar a noção de Ego com uma nova proposta – o self como processo na fronteira organismo/ambiente, autor da inserção e exclusão no contato do organismo com as novidades do seu meio e, portanto, promotor do crescimento e portador daquelas características almejadas por uma personalidade integrada e autêntica. Assim, Perls passa a descrever as vicissitudes do processo de contatar, isto é, suas interrupções e dificuldades, e a tentar entender o processo de crescimento da personalidade em um funcionamento saudável, promotor do *excitamento e crescimento da personalidade humana*[3]. Essa é a grande novidade da obra *Gestal-terapia*. O processo é descrito na teoria do self. A proposta terapêutica correspondente é a *mobilização do self*, com a descrição do trabalho do self de orientação e manipulação. Tal proposta inclui o resgate na personalidade das partes dicotomizadas pelos vários processos de defesa (não só a evitação), e o consequente distúrbio no processo do self de contatar a si mesmo e ao meio ambiente, numa forma ampliada da teoria presente em *Ego, fome e agressão*. PHG (1997) ainda estão falando de conflito na personalidade, e o trabalho terapêutico ainda visa à conscientização das dualidades dicotomizadas. O trabalho do self possibilitaria o resgate da função organísmica holística e, em consequência, a retomada do processo de crescimento.

O CONFUSO E POLÊMICO CONCEITO DE PERSONALIDADE

PERLS COMEÇA A ESBOÇAR uma teoria da personalidade de uma perspectiva psicanalítica holístico-gestáltica em 1942, quando propõe uma técnica terapêutica que restaure a totalidade da personalidade por meio da superação das dicotomias que incidiam sobre as funções agressivas da autorregulação organísmica. Tais dicotomias cindiam dualidades fundamentais que davam o sentido de totalidade à existência, representadas pela personalidade. É essa a concepção de personalidade holística em Smuts. Parece-nos que, a partir daí, Perls esteve sempre falando de personalidade, que incluiria as dimensões do pensar, sentir e agir. A terapêutica proposta em cada uma das suas obras visava à recuperação dessa totalidade pelo resgate da inteireza e integridade. É comum dizer que a Gestalt-terapia não tem uma teoria da personalidade, mas creio que isso é um equívoco. A teoria de uma personalidade holística (integrada) é concebida para ampliar o foco no psíquico e substituiria o conceito de psicológico pelo de organísmico. Dessa forma, poder-se-iam incluir as esferas de contato organismo/meio, isto é, o *ser* e o *estar* no mundo, na totalidade da personalidade, a saber, corpo, mente e alma. Essa pretensão acompanha os outros trabalhos de Perls, sendo integração, *awareness*, self e contato conceitos que descrevem aspectos dos processos organísmicos na tentativa de contemplar essa totalidade – a personalidade[4]. A Gestalt-terapia precisa atualmente do conceito de personalidade? Diversos grupos da abordagem têm estudado a importância das primeiras relações da criança na constituição da identidade e, consequentemente, dos distúrbios advindos dessa fase primitiva que se refletem na vida do indivíduo. Seria esse um estudo de distúrbios da personalidade ou de distúrbios na construção de uma identidade? Não estaríamos falando, de alguma forma implícita, de distúrbio estrutural na personalidade? Sem a rigidez nem a determinação de outrora em relação à teoria de formação de caráter, mas reconceituando a personalidade, conferindo-lhe a possibilidade teórica holística e evolutiva – como aparece em Smuts –, talvez a Gestalt-terapia possa abrir uma interlocução com os estudos atuais da psicanálise sobre os distúrbios narcísicos e esquizoides (Green, 1988; Figueiredo, 2003; Tenório, 2003), bem como com a psicologia cognitiva e a neurociência, que por sinal já consideram a plasticidade do cérebro de forma muito mais ampla do que poderíamos imaginar anos atrás. O trabalho de Tenório (*ibidem*) é pioneiro ao propor essa interlocução. Em outra direção, Müller--Granzotto e Müller-Granzotto (2012a, 2012b) desenvolvem interlocuções interessantes para abordar as questões contemporâneas da clínica neurótica e psicótica com base na teoria do self.

ALGUMAS CONSIDERAÇÕES CONCEITUAIS

Nessa perspectiva de buscar as incoerências recorrentes nas obras de Perls, é preciso reconsiderar alguns conceitos relevantes, mesmo com a precariedade conceitual que encontramos nas obras.

FÁDUA HELOU

ORGANISMO TOTAL

PARECE QUE ESSE CONCEITO aparentemente simples, ao se tornar de uso corrente na Gestalt-terapia, perdeu sua dimensão existencial. A intensa busca de uma forma de trabalhar que incluísse "o homem em sua totalidade" entrou em contradição com a premissa fenomenológica de que o homem só se mostra por facetas e só poderá ser conhecido por uma pequena fresta nessas facetas. Pode-se dizer que, com essa aparente contradição, a linguagem gestáltica esbarrou em limites difíceis de superar para descrever sua teoria e sua prática, e os trabalhos que procuravam fazê-lo pareciam andar em círculos – era preciso falar do todo, mas também do específico. Perls (1979, p. 198) referiu-se a esse paradoxo ao reportar-se ao trabalho de recondicionamento físico de Ida Rolf, questionando se isso significaria aceitar a dicotomia físico/mental e apontando um caminho para superar tal dificuldade:

> Não, não é isso. O organismo é um todo. Assim como você pode abstrair a função bioquímica, comportamental, experiencial etc., e escolher uma esfera específica de interesse, da mesma maneira você pode abordar o organismo total sob diferentes aspectos, contanto que perceba que qualquer modificação, em qualquer esfera, produz modificações em qualquer outro aspecto correspondente.

A Gestalt-terapia ainda precisa nomear as diversas esferas com que trabalha na clínica e desenvolver uma conceituação e uma metodologia correspondente a cada uma delas se quiser teorizar de modo mais específico sobre as várias possibilidades de trabalho clínico. Para isso, o primeiro passo parece estar sendo dado – a comunidade gestáltica tem procurado aceitar sua diversidade, entendendo e respeitando as diversas formas de trabalhar nas complexas áreas relacionadas ao desenvolvimento do ser humano.

A AGRESSÃO

QUANDO FREUD COMEÇOU SUAS investigações, tínhamos uma sociedade patriarcal, solidamente estabelecida com padrões morais rígidos, voltados principalmente ao controle da sexualidade, em especial das mulheres. Perls é da geração seguinte, que passou por duas guerras inimagináveis, um judeu alemão que viu sua raça e sua pátria serem destruídas numa escala impensável. Embora contemporâneos, viveram culturas e tempos diferentes, e seus olhares foram dirigidos para o sofrimento clínico de sua época – um estudará a sexualidade, sua complexa organização, seus tabus, as vicissitudes de seus caminhos; o outro estudará a agressão como força natural e como força patológica a serviço da vida ou da aniquilação. Ambos tentavam decifrar as forças que atuavam de forma desconcertante no ser humano em um mundo enigmático e cheio de contradições. Os temas sexualidade e agressão revelam diferentes aspectos do eterno conflito entre indivíduo e sociedade. Parafraseando Bauman (1998), em Freud o indivíduo abria mão do seu quinhão de felicidade por um pouco de segurança; em Perls, o indivíduo abria mão da sua segurança por seu quinhão de excitamento.

Diante dos desafios da contemporaneidade, a releitura desses temas – agressão, fome e defesa – é importante para reintroduzir a questão do corpo sob uma perspectiva mais ampla do que o arcabouço teórico da Gestalt-terapia permite fazer de modo coerente. Com muita propriedade, Perls conseguiu perceber a relação entre "alimentação e defesa" observando o que tanto uma quanto outra partilham no corpo – a energia agressiva a serviço de ambas de forma inalienável. O desenvolvimento de temas referentes ao corpo, à alimentação e à violência é urgente na clínica contemporânea (lembremos do entrecruzamento entre distúrbios da alimentação e violência, no corpo próprio e de outrem).

FÁDUA HELOU

DISTÚRBIOS DE LIMITE DO INDIVÍDUO

O TEMA CONTATO E *awareness* na obra *Gestalt-terapia*, referente aos *processos de fronteira de contato organismo/meio*, correspondia, na prática clínica, à terapia dos conflitos. Acreditamos que Perls procurasse, ainda que de forma vaga, uma ampliação desse tema com o conjunto de publicações de 1969. O que nos leva a essa suposição é o seu manuscrito de 1969 (*A abordagem gestáltica*), no qual ele se refere aos *distúrbios estruturais de limite*, noção que aparece de modo incipiente nessa obra póstuma.

Parece-nos haver uma diferença de perspectiva quando Perls se refere a *distúrbios nas fronteiras de contato entre organismo/meio* (1997) e quando passa a falar *de distúrbios de limite do indivíduo* (1988). Poderemos apontar aqui um sutil deslocamento teórico se fizermos algumas perguntas: distúrbio de fronteira é o mesmo que distúrbio de limite? Falar de contato entre organismo/meio é o mesmo que falar de limite do indivíduo?

No estudo das fronteiras de contato organismo/meio, PHG (1997) referiam-se a um campo formado pelo organismo e pelo meio, quando o processual começava a apontar para o relacional[5]. Mas, quando Perls analisa o limite do indivíduo, parece estar se referindo a aspectos mais idiossincráticos, a uma construção pessoal inter-relacionada a uma constituição e a uma história pessoal. Poderíamos dizer que os distúrbios de fronteira de contato entre organismo/meio referem-se aos processos de fronteira, e os distúrbios de limite do indivíduo referem-se à estrutura constituída da pessoa?

Parece-nos que, ao referir-se a distúrbios de limite do indivíduo, a ótica de Perls se desloca para a problemática da constituição (ou construção) dos limites psíquicos da personalidade do indivíduo, que passa a lhe interessar diante dos novos sofrimentos da clínica no final dos anos 1960. Segundo ele (1979, p. 327), para estudar a loucura seria preciso integrar a teoria organísmica e a teoria psicanalítica: "Estou interessado – digamos fascinado –

em solucionar a charada da esquizofrenia [...]. Quanto a isso, sigo completamente Kurt Goldstein e Sigmund Freud". Entendemos que Perls se referia a uma teoria que considerasse tanto o processual quanto o estrutural, que precisariam ser considerados em conjunto.

RESGATE DA DUALIDADE ESTRUTURA-PROCESSO

PARECE-ME QUE ESSA é uma pista que Perls nos deixou em seus livros publicados em 1969. Em 1942, ele estudou aspectos estruturais organísmicos, relacionados aos instintos de autopreservação, pouco estudados na psicanálise. Isso é evidente em *Ego, fome e agressão*, em que ele explicitamente propõe ampliar o estrutural por meio do estudo das funções; tal integração holística eram assim explicada: se você altera uma parte, altera o todo, e o organismo se reajustará no todo a qualquer variação em uma das partes a fim de manter sua homeostase, seu equilíbrio; esse é o trabalho organísmico.

Em 1951, PHG estudaram aspectos processuais organísmicos, ampliando a perspectiva dos instintos de autopreservação para os sistemas que funcionam de forma dualística.

Apontamos aqui para a hipótese de que, em 1969, Perls pretendia retomar as dualidades estrutural-funcional e estrutural-processual, procurando reintegrar estrutura-processo-função. Ele diz (1993): "O pensamento mecânico, causal, do século passado precisou dar lugar a processo, estrutura e função – o pensamento de uma era eletrônica". Essa insistência, no fim da vida, de retomar suas obras, permite-nos arriscar a dizer que nelas se encontravam, mesmo que sem articulação, estudos do desenvolvimento humano da personalidade em seus aspectos estruturais, processuais e funcionais. Por isso, concordamos com Petzold (1984), Robine (2006) e Bocian (2010), quando consideram que Perls não descartou totalmente o sistema freudiano nem as concepções sobre o aparelho psíquico. Parece-nos que ele procurou ajustar alguns conceitos a fim de recuperar a dualidade entre estrutura e função, mantendo assim a totalidade da pessoa.

Posteriormente, vimos na história da Gestalt-terapia uma cisão a favor do processual, com a rejeição ao conhecimento estrutural proveniente da clínica psicanalítica, mesmo aquela revisitada por Perls. Favoráveis ou não a esta ou àquela posição, será preciso continuar com as discussões críticas a esse respeito. Por outro lado, esforços recentes têm procurado, por meio da filosofia de Merleau-Ponty e do resgate do pensamento de Goodman, superar essa dicotomia, reinterpretando os conceitos em sua raiz fenomenológico-existencial.

---

1. From, 1984; J. Ribeiro, 1985, 2006; W. Ribeiro, 1987a, 1987b, 1989, 1998; Wysong e Rosenfeld, 1988; Smith, 1997; Wulf, 1998; Yontef, 1982; Miller, 1989, 1991, 1997; Juliano, 1991, 1992; Stoehr, 1994; Hatcher e Himelstein, 1995; Kogan, 1995; Kogan e Himelstein, 1995; Appelbaum, 1995; Ginger e Ginger, 1995; Ciornai, 1995; Lima, 2005a, 2005b, 2008, 2013; Sá Jr., 2009; Schulthess, 2010; Rodrigues, 2013; Cardoso, 2013.

2. Ciornai, 1995; Belmino, 2014a.

3. Uma definição mais precisa e fenomenológica dos conceitos envolvidos no subtítulo da obra original de Perls, Hefferline e Goodman – *crescimento e excitamento na personalidade humana* – complementaria o resgate da vinculação da teoria gestáltica às teorias de Reich, Horney, Smuts, Goldstein e da psicologia da Gestalt.

4. Parece-nos que *personalidade* recebeu o mesmo tratamento dado ao conceito de *crescimento*, sendo considerado tanto o órgão da totalidade, representando o indivíduo como um todo integrado com todas as suas esferas de funcionamento organismo/meio (a personalidade do título da obra), como um dos aspectos do self. Esses dois conceitos são usados de maneira muito próxima, mas a sutileza da diferenciação é fenomenológica e aponta a ampliação dos limites teóricos da abordagem.

5. PHG (1997) deixaram indicado o aspecto relacional humano na conceituação organismo/meio. Eles destacaram o meio como fundamental no entendimento do humano, mas a teoria ainda não incluía o outro relacional. Estudos das últimas décadas têm tentado preencher essa lacuna recorrendo aos teóricos das relações de objeto, à teoria de Buber e a autores independentes como Alice Miller.

10. Considerações finais

O CAMINHO DA INQUIETAÇÃO

NÃO POSSO DEIXAR DE considerar que a crença na força terapêutica da Gestalt-terapia incentivou-me a empreender esta tarefa, acreditando que um movimento crítico possibilitaria ampliar horizontes teóricos.

O exame da trajetória de vida de Perls revela dados riquíssimos. Ele esteve no centro do movimento de construção do que viria a ser o mundo moderno. Em especial, sua intensa participação na vida artística, política, científica e filosófica de Berlim, pré-1914, assim como no período seguinte da República de Weimar, em Frankfurt e Viena, foi determinante na formação de seu pensamento intelectual e artístico, profundamente identificado com as novas ideologias revolucionárias.

Outro aspecto que chama a atenção é o longo e intenso período da vida de Perls dedicado à psicanálise. Ele procurou os melhores centros de estudo e discussão da psicanálise de sua época, assim como renomados analistas e supervisores. Dentro de um sistema ainda em construção, não mediu esforços para finalizar sua formação psicanalítica, em parte devido ao seu alinhamento com o pensamento político de esquerda e à sua afinidade com o pensamento revisionista psicanalítico, além, é claro, da sua inserção no contexto europeu prévio à Segunda Guerra Mundial. De certa forma, Perls se submeteu às orientações institucionais, foi paciente, dedicado e persistente.

A história da Europa e da sua geração sugere alguns fatores que podem ter transformado sua inquietude, curiosidade e interesse variado pela vida em impaciência, insatisfação e em certo jeito irascível. Entre esses fatores, destacamos as experiências das duas guerras mundiais, numa escalada crescente que atingiu amigos, parentes, pátria, língua e raça. Vemos em Perls as características de uma geração que experimentou o desapego de todas as raízes, o viver *o hoje* tão intensamente quanto possível com uma ruptura com *o ontem*, e o estabelecimento de relações intensas, mas instantâneas e provisórias.

A psicanálise, que se apresentou a Perls tão pujante e revolucionária nos anos 1920 e 1930, já não parecia dar conta do sofrimento das pessoas, numa Europa assolada pelo horror das guerras e do extermínio étnico. As questões relativas a agressividade, destruição e aniquilação saltavam aos olhos. Perls não poderia se conter dentro de um sistema construído em referência ao século anterior, e por isso inicia a revisão da psicanálise. Mas cria uma proposta sem interlocutores – em parte porque feita com imperfeições, apressada e com erros teóricos de interpretação.

Ao migrar para os Estados Unidos, Perls volta a se inserir em movimentos de vanguarda e pode viver outras experiências culturais e pessoais marcantes. Perls foi acrescentando novidades de um mundo em ebulição, sem a preocupação de transformar esse rico material experienciado em um sistema teórico coerente. A assimilação foi pessoal e, portanto, intransferível – o que repercutiu diretamente no seu legado à Gestalt-terapia.

A revisão da produção teórica de Perls aqui empreendida procurou refazer os passos teóricos do autor, apontando as principais relações das obras com o pensamento da época, a inserção de novas ideias e as lacunas e omissões teóricas, esperando que esse panorama de sua produção possa colaborar para pontuar as afinidades e discordâncias entre as obras, assim como a evolução dos principais conceitos revisados e inovados por ele.

O que é apontado pelos estudiosos de Gestalt-terapia como fragmentário em sua produção pode ser visto no pouco diálogo conceitual que as obras apresentam entre si, provocando uma descontinuidade nos temas e na definição dos principais conceitos utilizados. A cada nova obra, as ideias da anterior, em vez de ser retomadas, são muitas vezes deixadas de lado. Conceitos idênticos são utilizados em mais de uma obra, às vezes de forma revisada ou aparentemente em outro sentido, sem uma consideração explícita com relação à sua utilização anterior; novos conceitos, embora pareçam representar uma elaboração de ideias anteriores, não apresentam continuidade ou diferenciação no que se refere ao pensamento original. Também conceitos fundamentais são descritos de forma confusa. O que parece agravar o problema com essa descontinuidade conceitual é que, em *Gestalt-terapia* (1997), PHG procuraram de forma inédita, por meio da linguagem fenomenológica, privilegiar o processual, o *como*, valendo-se de descrições relativas a determinado processo – e, por isso, parciais e momentâneas – em que cada conceito é apresentado conforme a dinâmica do contexto do qual se fala. Desse modo, temos mais expressões descritivas funcionais do que definições conceituais, o que levou ao uso confuso das descrições da dinâmica. Talvez resida aí uma das dificuldades de entender o significado dos principais conceitos empregados, tais como ego, ego insubstancial, pessoa, indivíduo, organismo, necessidades, funções de ego, funções de fronteira, distúrbios de limite – mas sobretudo *awareness* e self, considerados fundamentais na abordagem e talvez dos mais difíceis de ser apreendidos. No desenvolvimento da Gestalt-terapia, não foram objeto de um tratamento teórico coerente, o que gerou controvérsias desnecessárias.

Essa impressão fragmentária dificulta compreender o pensamento de Perls em perspectiva, dando ao leitor a sensação de saltos e vácuos conceituais. Porém, o fato de ter publicado novas edições de suas obras anteriores, com introduções em que reafirmou sua atualidade, deu-nos a impressão de que ele estava examinando diversas questões por outro prisma.

De qualquer forma, se quisermos recuperar o desenvolvimento de cada conceito será preciso continuar com os cuidadosos trabalhos de genealogia conceitual que vêm sendo feitos. De qualquer modo, o pesquisador terá de definir o referencial teórico que será abordado.

Parece-nos promissor o esforço de autores contemporâneos de reinserir a abordagem de forma mais visceral à fenomenologia e ao existencialismo. Por essa via tem sido possível desenhar uma superação das dicotomias de entendimento, de linguagem e de elaboração teórica para falar dialeticamente desses conceitos, mantendo a tensão entre eles, mas distinguindo suas características dinâmicas específicas.

O exame cronológico das obras de Perls não me pareceu conclusivo de seu pensamento. Ele parece ter deixado muitas ideias interessantes como pedras ainda em estado bruto, sendo necessário para sua sistematização um trabalho de lapidação, como bem nos alertou Laura Perls.

EM BUSCA DA GESTALT

COM BASE NESSES ESTUDOS, torna-se possível analisar comparativamente o que as obras de Perls estabeleceram como teoria e como proposta clínica. Podemos propor a ideia provisória de fios condutores permeando sua trajetória teórica?

Em seu último manuscrito, *A abordagem gestáltica* (1988, p. 13), Perls afirmou que escrevia aquele livro com base na "crença de que o homem pode viver uma vida mais plena e rica. [...] Foi escrito a partir da convicção de que o homem não começou ainda a descobrir o potencial de vida e energia que nele repousa". Essa inquietação aparece em todos os seus livros, nos quais Perls sempre demonstrou preocupação com o resgate das forças vitais inerentes que proporcionam ao ser humano seu interesse pela vida. Assim, podemos inferir que ele procurou construir uma teoria e uma prática psicoterapêuticas que refletissem sua busca de "uma vida plena e rica", inserida num contexto de liberdade e autodeterminação, conforme os ideais de sua geração.

Pode-se pensar que essa busca inicialmente o levou à psicanálise, pois esta representou uma grande quebra de paradigma nas ciências de seu tempo. Para Perls, as descobertas de Freud fizeram todo o sentido, mas não foram suficientes, pois a psicanálise clássica desconsiderava em sua prática o engajamento político e o estudo das forças do ambiente em conflito com o desenvolvimento pessoal. Desse modo, fica justificado seu posicionamento com o movimento revisionista freudiano e com a esquerda freudiana.

Assim, Perls passou a criticar, na psicanálise clássica, a limitação da expressão de sentimentos e emoções e o lugar que o corpo passa a ocupar na teoria freudiana por meio do método de associação livre. Além disso, segundo ele, a teoria freudiana continuava a centrar-se em um tema, a sexualidade, enquanto o mundo passava a pulsar no tema da violência de forma gritante. Para Perls, o interesse voltou-se para a vivência do momento presente, as sensações e sentimentos, a busca do intuitivo e do espontâneo, o poder da atividade criativa, o contato direto com o conflito entre natureza e realidade, em que o mais importante pudesse ser a experiência interior de cada um. Mais do que isso, o método freudiano clássico tirava do paciente a autonomia de busca e investigação, delegando a outro a leitura de si mesmo. Além disso, o alinhamento político conservador da psicanálise contrastava com os mais caros ideais de Perls, o respeito à liberdade humana e a promoção de uma sociedade mais igualitária.

A chegada aos Estados Unidos, o encontro com Paul Goodman, o contato com a emergente contracultura americana, a reconsideração das propostas existencialistas e da fenomenologia provocam o rompimento definitivo de Perls com a psicanálise, assim como a insatisfação com os grupos neofreudianos. O resultado é a elaboração, em 1951, de uma nova proposta, voltada diretamente ao tema do crescimento da personalidade humana, aliada às questões do "excitamento" – aquilo que pode prover ao homem uma vida rica e plena de sentido.

Porém, a teoria de 1951 ainda não se revela suficiente, pois Perls buscava a síntese de uma abordagem que incluísse as três esferas pelas quais o homem se coloca no mundo – pensamento, sentimento e afetos. A proposta de uma personalidade "inteira e integrada" ainda carecia de ferramentas teóricas e práticas, as quais pareceu encontrar nos vários movimentos com os quais manteve contato, principalmente em Esalen.

Uma das propostas centrais de Perls refere-se a uma teoria de personalidade, tema constante nas obras examinadas. O autor busca insistentemente formas de integrar aspectos da personalidade mediante a superação dos conflitos dicotomizantes, que levam o indivíduo a um viver desconectado de si mesmo e dos outros.

O referencial holístico-gestáltico, baseado no conceito de personalidade, deu a Perls a possibilidade teórica de incluir as três esferas da interação do homem no mundo – pensamento, sentimento e ação. A personalidade holística e gestáltica, abordada em qualquer uma das suas três esferas, permitiu-lhe teorizar de forma mais abrangente e, com isso, incluir os sistemas que funcionam de modo dualístico, o psíquico e o somático, mente e corpo, consciente e inconsciente. O que poderia parecer excluído – psíquico, mente e consciente – era somente o outro polo do que seria reintegrado.

Na teoria, essas dimensões foram articuladas por Perls em dois sistemas de entrar em contato com o mundo, o sensorial – para orientação – e o motor – para manipulação. Em suas obras, estudou as diversas funções organísmicas reguladoras tanto do sistema sensório-motor quanto do perceptivo, as quais contemplam as esferas dos sentimentos, do pensamento e da ação. Perls estuda em outras abordagens as diversas maneiras de trabalhar qualquer uma dessas dimensões, enfatizando as práticas que incluíam a integração consciência/corpo, razão/emoção, pensamento/sentimento. Foi um tempo de muitas experimentações e interlocuções com outras formas de trabalho terapêutico. Perls incorporou ao seu trabalho prático e ao seu discurso, de forma variada e pessoal, as novas técnicas com as quais entrou em contato. Esperava conseguir escrever uma obra fundamentando teoricamente essas novas incorporações, o que infelizmente não aconteceu.

Já na sua prática, Perls (1976, p. 107) diz ter obtido integração como profissional, embora não tenha tido o mesmo êxito no pessoal:

Eu não sou Deus, eu sou um catalisador. [...]. Esta é a minha existência como terapeuta, no papel do terapeuta. Ainda não consegui fazer isso com outras partes da minha vida. [...] A verdade é que eu estou tão feliz com os meios de integração que a minha própria integração é incompleta.

Em seu exercício profissional, nas diversas formas de experimentação psicoterápicas, perece-me que Perls foi se aprimorando, sua atuação tornando-se mais integrada, simples e efetiva. Ainda assim, suas obras trazem poucos exemplos em que ele consegue traduzir conceitualmente seu trabalho tão reconhecido pela força transformadora.

Em 1969, em Cowichan, Perls pretendia, por meio da observação da sua própria atuação nas gravações dos *workshops*, resgatar a teoria na qual se apoiava. Ele sabia que não era milagre o que fazia, que havia consistência teórica sustentando aquele trabalho. Porém, a teoria ainda necessitava de uma elaboração mais acurada para corresponder aos seus achados clínicos.

As várias possibilidades de prática clínica estão apontadas ao longo de todas as obras, seja tratando-se da reintegração das funções mente-corpo, seja da integração entre as sensações e as emoções ou entre a razão e a emoção. Livre e intuitivamente, Perls utilizou-se de teorias e técnicas com as quais tinha familiaridade, como as corporais – tanto a abordagem comportamental como aquelas de origem reichiana –, no trabalho de integração corpo-mente. Se o conflito estava estabelecido na esfera dos papéis e da autoimagem, ele recorria ao psicodrama; se o propósito terapêutico envolvia pensamento-palavra, utilizava-se da teoria da semântica e da psicanálise; para os distúrbios de limite de contato do indivíduo, apoiava sua ação terapêutica na teoria psicanalítica dos mecanismos neuróticos, e assim por diante.

Já no final da vida, Perls manifestou preocupação com as questões primeiras da construção da individualidade, embora elas já tivessem sido apontadas em seus livros. Em relação às suas obras, esse trabalho de reintegração ficou para as gerações futuras, que têm enfrentado esse desafio.

Para manter tanto as características da abordagem como sua coerência, será preciso continuar os estudos conceituais a fim de contemplar as novas descobertas das ciências. Com isso, estaremos tão somente seguindo o exemplo de Smuts, do próprio Perls, de Goldstein e Lewin. Afinal, integração não é tarefa fácil, nem rápida, nem feita de uma só vez. Demanda reconhecer a necessidade, olhar e examinar o ambiente, selecionar o que assimilar e o que rejeitar e integrar. Isso é crescimento. E, como diz Perls, leva tempo.

ENFIM

NESSE PERCURSO, ALÉM DO Perls fundador da Gestalt-terapia, encontramos alguém que, apesar de si mesmo e de tantas adversidades, vai além de sua obra, deixando um legado maior do que um conjunto de ideias fragmentadas. Fica a impressão de um homem profundamente comprometido: talvez não nas relações pessoais – nas quais costumam se revelar as nossas mais profundas e enraizadas feridas –, mas ligado visceralmente aos ideais de sua geração.

A tentativa de integrar filosofia, vida e arte é outra marca de sua geração. Certos ideais tornaram-se ideias a ser perseguidas: integração, criatividade, autenticidade, autonomia, espontaneidade, intuição. Ironicamente, buscavam-se outros meios para solucionar conflitos e sofrimentos que não a dicotomia ou a fragmentação. Traduzi-los por paradoxos, encontrando neles a expressão da dialética da vida, parecia um caminho frutífero. Perls procurou combater as tentações viciosas de lidar com "o diferente", "o estranho", "o outro" como um inimigo a ser eliminado; ao contrário, preconizava a difícil tarefa de aceitar sua existência, acolhê-lo, mesmo que para rejeitá-lo ou, mais difícil ainda, deixá-lo passar.

Embora Perls não tenha conhecido uma vida integrada no plano afetivo, marcou sua obra com esse espírito, e em seus caminhos encontramos indícios dessa busca persistente. Sua produção chega carregada de imprecisões e descontinuidades de um escritor impaciente diante da árdua tarefa de traduzir em texto as sutilezas inovadoras e ousadas que suas ideias carregavam. Mas é possível reconhecer nelas tal força que gerações seguintes ainda se sentem atraídas e convocadas a decifrar o que nelas restou de enigma.

Referências

ALBERTINI, P. "Wilhelm Reich: percurso histórico e inserção do pensamento no Brasil". *Boletim de Psicologia*, v. 61, n. 135, jul. 2011, p. 159-76. Disponível em: <http://pepsic.bvsalud.org/scielo.php?script=sci_arttext&pid=S0006-59432011000200004&lng=pt&tlng=pt>. Acesso em: 4 fev. 2015.

ALVIM, M. B. *Ato artístico e ato psicoterápico como experiment-ação: diálogos entre a fenomenologia de Merleau-Ponty, a arte de Lygia Clark e a Gestalt-terapia*. Tese (Doutorado em Psicologia), Universidade de Brasília, Brasília (DF), 2007.

_____. "A ontologia da carne de Merleau-Ponty e a situação clínica na Gestalt-terapia: entrelaçamentos". *Revista da Abordagem Gestáltica*, v. XVII, n. 2, 2011a, p. 143-151. Disponível em: <http://pepsic.bvsalud.org/scielo.php?pid=S1809-68672011000200005&script=sci_arttext>. Acesso em: 19 fev. 2015.

_____. "O lugar do corpo em Gestalt-terapia: dialogando com Merleau-Ponty". *IGT na Rede*, v. 8, n. 15, 2011b, p. 228-38. Disponível em: <http://www.igt.psc.br/ojs/include/getdoc.php?id=2050&article=355&mode=pdf>. Acesso em: 19 fev. 2015.

_____. *A poética da experiência: Gestalt-terapia, fenomenologia e arte*. Rio de Janeiro: Garamond, 2014.

APPELBAUM, S. A. "A psychoanalyst looks at Gestalt therapy". In: HATCHER, C.; HIMELSTEIN, P. (orgs.). *The handbook of Gestalt Therapy*. Nova Jersey: Jason Aronson, 1995, p. 753-78.

ARAÚJO, M. G. C. A. "Prefácio à edição brasileira". In: PERLS, F. *Ego, fome e agressão*. São Paulo: Summus, 2002, p. 11-18.

BAUMAN, Z. *O mal-estar da pós-modernidade*. Rio de Janeiro: Zahar, 1998.

_____. *Vida em fragmentos: sobre a ética pós-moderna*. Rio de Janeiro: Zahar, 2011.

FÁDUA HELOU

BEISSER, A. "A teoria paradoxal da mudança". In: FAGAN, J.; SHEPHERD, I. L. (orgs.). *Gestalt-terapia: teoria, técnicas e aplicações*. Rio de Janeiro: Zahar, 1980, p. 110-14.

BELMINO, M. C. *Fritz Perls e Paul Goodman: duas faces da Gestalt-terapia*. Fortaleza: Premius, 2014a.

_____. "Paul Goodman e o projeto do livro *Gestalt therapy*". *IGT na Rede*, v. 11, n. 20, 2014b, p. 120-42. Disponível em: <http://www.igt.psc.br/ ojs/viewarticle.php?id=450>. Acesso em: 20 fev. 2015.

BOCIAN, B. *Fritz Perls in Berlin, 1893-1933: expressionism, psychoanalysis, Judaism*. Bergisch Gladbach: EHP, 2010.

BORIS, G. D. "Sobre Fritz Perls e *Ego, fome e agressão*". In: PERLS, F. *Ego, fome e agressão*. São Paulo: Summus, 2002, p. 19-28.

CARDOSO, C. L. "A face existencial da Gestalt-terapia". In: FRAZÃO, L. M.; FUKUMITSU, K. O. (orgs.). *Gestalt-terapia: fundamentos epistemológicos e influências filosóficas*. São Paulo: Summus, 2013,

CARVALHO, M. T. P. "A constituição do self: processo estruturante e estrutura em processo – Reflexões à prática clínica". *I Encontro Candango da Abordagem Gestáltica*. Brasília (DF), 2004, p. 25-26.

CELES, L. A. M. "Linhas do desenvolvimento da psicanálise contemporânea". In: VIANA, T. C. (org.). *Psicologia clínica e cultura contemporânea*. Brasília: Liber Livro, 2012, p. 209-32.

CIORNAI, S. (org.). *25 anos depois: Gestalt-terapia, psicodrama e terapias neorreichianas*. São Paulo: Ágora, 1995.

CRUNDEM, R. *Uma breve história da cultura americana*. Rio de Janeiro: Nórdica, 1990.

ELIAS, N. *Os alemães: a luta pelo poder e a evolução do habitus nos séculos XIX e XX*. Rio de Janeiro: Jorge Zahar, 1997.

FIGUEIREDO, L. C. *Psicanálise: elementos para a clínica contemporânea*. São Paulo: Escuta, 2003.

FRAZÃO, L. M. "Um pouco da história... um pouco dos bastidores". In: FRAZÃO, L.; FUKUMITSU, K. O. (orgs.). *Gestalt-terapia: fundamentos epistemológicos e influências filosóficas*. São Paulo: Summus, 2013, p. 11-23.

FRAZÃO, L. M.; FUKUMITSU, K. O. (orgs.). *Gestalt-terapia: conceitos fundamentais*. São Paulo: Summus, 2014.

FREUD, S. [1930] "O mal-estar na civilização". *Edição standard brasileira das obras psicológicas completas de Sigmund Freud*, v. XXI. Rio de Janeiro: Imago, 1996, p. 67-148.

_____. [1923] "O Eu e o Id". *Obras completas*, v. 16. São Paulo: Companhia das Letras, 2011, p. 9-64.

FROM, I. "Reflections on Gestalt therapy after thirty-two years of practice: a requiem for Gestalt". *The Gestalt Journal*, v. VII, n. 1, 1984, p. 4-12.

GAINES, J. *Fritz Perls, aquí y ahora*. Chile: Cuatro Vientos, 1989.

GAY, P. *Freud: uma vida para o nosso tempo*. São Paulo: Companhia das Letras, 2012.

GINGER, S. "The evolution of psychotherapy in Europe". *IGT na Rede*, v. 8, n. 14, 2011, p. 23-38. Disponível em: <http://www.igt.psc.br/ojs/viewarticle.php?id=343>. Acesso em: 11 fev. 2015.

GINGER, S.; GINGER, A. *Gestalt: uma terapia do contato*. São Paulo: Summus, 1995.

GOLDSTEIN, K. [1939] *The organism: an holistic approach to biology derived from pathological data in man*. Nova York: Zone Books, 1995.

GREEN, A. *Narcisismo de vida, narcisismo de morte*. São Paulo: Escuta, 1988.

_____. *Orientações para uma psicanálise contemporânea: desconhecimento e reconhecimento do inconsciente*. Rio de Janeiro: Imago, 2008.

HATCHER, C.; HIMELSTEIN, P. (orgs.). *The handbook of Gestalt therapy*. Nova Jersey: Jason Aronson, 1995.

HELOU, F. *Frederick Perls, inquietações e travessias: da psicanálise à Gestalt-terapia*. Dissertação (Mestrado em Psicologia Clínica e Cultura), Universidade de Brasília, Brasília (DF), 2003.

HOBSBAWM, E. *A era dos impérios: 1875-1914*. Rio de Janeiro: Paz e Terra, 1988.

_____. *Era dos extremos: o breve século XX, 1914-1991*. São Paulo: Companhia das Letras, 1995.

HORNEY, K. [1950] *Novos rumos na psicanálise*. Rio de Janeiro: Civilização Brasileira, 1966.

HYCNER, R.; JACOBS, L. *Relação e cura em Gestalt-terapia*. São Paulo: Summus, 1997.

JONES, E. *Vida e obra de Sigmund Freud*. Rio de Janeiro: Zahar, 1975.

JORGE, M. A. C. *Fundamentos da psicanálise: de Freud a Lacan*. Rio de Janeiro: Zahar, 2002.

JULIANO, J. C. "Gestalt-terapia: origem, ideias e tendências atuais". *III Encontro Nacional de Gestalt-terapia*. Brasília, 10 out. 1991.

_____. "Gestalt-terapia: revisitando as nossas estórias". *Revista de Gestalt*, São Paulo, ano II, n. 2, 1992.

KARNAL, L. *et al. História dos Estados Unidos: das origens ao século XXI*. São Paulo: Contexto, 2007.

KIYAN, A. M. M. *E a Gestalt emerge: vida e obra de Frederick Perls*. São Paulo: Altana, 2006.

KNAPP, T. "Hefferline: the unknown Gestalt therapist". *Gestaltkritik – Die Zeitschrift mit Programm aus dem Gestalt-Institut Köln Gestaltkritik*, v. 2, 2005. Disponível em: <www.gestalt.de/knapp_hefferline.html>. Acesso em: 23 fev. 2015.

KOGAN, G. "The genesis of Gestalt therapy". In: HATCHER, C.; HIMELSTEIN, P. (orgs.). *The handbook of Gestalt therapy*. Nova Jersey: Jason Aronson, 1995.

KOGAN, G.; HIMELSTEIN, P. "Gestalt therapy resources". HATCHER, C.; HIMELSTEIN, P. (orgs.). *The handbook of Gestalt therapy*. Nova Jersey: Jason Aronson, 1995.

KRIM, S. (org.). *A filosofia da geração beat*. São Paulo: Brasiliense, 1968.

LAPLANCHE, J.; PONTALIS, J. B. *Vocabulário de psicanálise*. São Paulo: Martins Fontes, 2001.

LIMA, P. V. A. *Psicoterapia e mudança – Uma reflexão*. Tese (Doutorado em Psicologia), Universidade Federal do Rio de Janeiro, Rio de Janeiro (RJ), 2005a.

_____. "Teoria organísmica". *IGT na Rede*, v. 2, n. 3, 2005b.

_____. "O holismo em Jan Smuts e a Gestalt-terapia". *Revista da Abordagem Gestáltica*, v. XIV, n. 1, 2008, p. 3-8.

_____. "Criatividade na Gestalt-terapia". *Estudos e Pesquisas em Psicologia*, v. 9, n. 1, 2009. Disponível em: <http://pepsic.bvsalud.org/scielo.php?script=sci_arttext&pid=S1808-42812009000100008&lng=pt&tlng=pt>. Acesso em: 19 fev. 2015.

_____. "A Gestalt-terapia holística, organísmica e ecológica". In: FRAZÃO, L. M.; FUKUMITSU, K. O. (orgs.). *Gestalt-terapia – Fundamentos epistemológicos e influências filosóficas*. São Paulo: Summus, 2013, p. 145-56.

LOFFREDO, A. M. *A cara e o rosto: ensaio sobre a Gestalt-terapia*. São Paulo: Escuta, 1994.

MERLEAU-PONTY, M. *A estrutura do comportamento*. Belo Horizonte: Interlivros, 1975.

MILLER, A. *O drama da criança bem-dotada: como os pais podem formar (e deformar) a vida emocional dos filhos*. São Paulo: Summus, 1997.

MILLER, M. V. "Introduction to Gestalt therapy verbatim". *The Gestalt Journal*, v. XII, n. 1, 1989.

_____. "Paul Goodman: the poetics of theory". In: GOODMAN, P. *Nature heals: the psychological essays of Paul Goodman*. Nova York: The Gestalt Journal Press, 1991, p. I-VI.

_____. "The emptiness of Gestalt therapy". *The Gestalt Journal*, v. XX, n. 2, 1997, p. 55-73.

FREDERICK PERLS, VIDA E OBRA – EM BUSCA DA GESTALT-TERAPIA

MILLER, M. V.; FROM, I. "Introdução à edição do The Gestalt Journal". In: PERLS, F.; HEFFERLINE, R.; GOODMAN, P. Gestalt-terapia. São Paulo: Summus, 1994, p. 15-29.

MÜLLER-GRANZOTTO, M. J.; MÜLLER-GRANZOTTO, R. L. Fenomenologia e Gestalt-terapia. São Paulo: Summus, 2007a.

_____. "Perls leitor de Freud, Goldstein e Friedlaender e os primeiros ensaios em direção a uma psicoterapia gestáltica". Estudos e Pesquisas em Psicologia, v. 7, n. 1, 2007b, p. 45-58.

_____. Clínicas gestálticas: sentido ético, político e antropológico da teoria do self. São Paulo: Summus, 2012.

PERLS, F. S. [1942] Ego, hunger and aggression: the beginning of Gestalt therapy. Nova York: Vintage Books, 1969.

_____. [1948] "Teoria e técnica de integração da personalidade". In: STEVENS, J. O. (org.). Isto é Gestalt. São Paulo: Summus, 1977a, p. 69-98.

_____. [1969] Gestalt-terapia explicada. São Paulo: Summus, 1977b.

_____. [1969] Escarafunchando Fritz: dentro e fora da lata de lixo. São Paulo: Summus, 1979.

_____. [1973] A abordagem gestáltica e Testemunha ocular da terapia. Rio de Janeiro: LTC, 1988.

_____. [1969] "A life cronology". The Gestalt Journal, v. XVI, n. 2, 1993.

_____. "Apresentação à edição de 1969". In: PERLS, F.; HEFFERLINE, R.; GOODMAN, P. Gestalt-terapia. São Paulo: Summus, 1997, p. 11-13.

_____. [1942] Ego, fome e agressão: uma revisão da teoria e do método de Freud. São Paulo: Summus, 2002a.

_____. "Prefácio à edição de 1969 da Random House". In: Ego, fome e agressão: uma revisão da teoria e do método de Freud. São Paulo: Summus, 2002b, pp. 35-36.

_____. From planned psychotherapy to Gestalt therapy: essays and lectures, 1945-1965, by Frederick Salomon Perls. Nova York: The Gestalt Journal Press, 2012a.

_____. [1947] "Planned psychotherapy". In: PERLS, F. S. From planned psychotherapy to Gestalt therapy: essays and lectures, 1945-1965, by Frederick Salomon Perls. Nova York: The Gestalt Journal Press, 2012b, p. 15-40.

PERLS, F.; HEFFERLINE, R.; GOODMAN, P. [1951] Gestalt-terapia. São Paulo: Summus, 1997.

PERLS, L. "Entendidos e mal-entendidos de Gestalt-terapia". VOICES: Journal of the AAP, v. 14, n. 3, 1977.

_____. "A conversation with Laura Perls". In: WYSONG, J.; ROSENFELD, E. (orgs.). An oral history of Gestalt therapy: interviews with Laura Perls,

Fádua Helou

Isadore From, Erving Polster, Miriam Polster, Elliot Shapiro. Gouldsboro: The Gestalt Journal Press, 1988, p. 3-25.

_____. *Laura Perls – Living at the boundary.* Nova York: The Gestalt Journal Press, 1992.

PERLS, S. "Frederick Perls: a son's reflections". *The Gestalt Journal,* v. XVI, n. 2, 1993, p. 11-22.

PETZOLD, H. "Tendências e desenvolvimento da Gestalt-terapia na Europa". *Boletim da Associação Neerlandesa de Gestalt-terapia,* Utrecht, Holanda, 1984.

POLSTER, E.; POLSTER, M. [1973] *Gestalt-terapia integrada.* São Paulo: Summus, 2001.

REICH, W. [1933] *Análisis del carácter.* Buenos Aires: Paidós, 1975.

RIBEIRO, J. P. *Gestalt-terapia: refazendo um caminho.* São Paulo: Summus, 1985.

_____. *Vade-mécum de Gestalt-terapia: conceitos básicos.* São Paulo: Summus, 2006.

RIBEIRO, W. "Buscas em Gestalt-terapia". Palestra proferida no Centro de Estudos de Gestalt de São Paulo, São Paulo (SP), 1987a.

_____. "O 'esquecimento' das origens holísticas na teoria e prática da Gestalt-terapia". Palestra proferida no I Congresso Holístico Internacional e I Congresso Holístico Brasileiro, Brasília (DF) mar. 1987b.

_____. "Em que acreditamos?" Trabalho apresentado no II Encontro Nacional de Gestalt-terapia, Caxambu (MG), 1989.

_____. *Existência → Essência: desafios teóricos e práticos das psicoterapias relacionais.* São Paulo: Summus, 1998.

ROBINE, J-M. *O self desdobrado: teoria de campo em Gestalt-terapia.* São Paulo: Summus, 2006.

RODRIGUES, H. E. "Relações entre a teoria de campo de Kurt Lewin e a Gestalt-terapia". In: FRAZÃO, L. M.; FUKUMITSU, K. O. (orgs.). *Gestalt-terapia: fundamentos epistemológicos e influências filosóficas.* São Paulo: Summus, 2013, p. 114-44.

ROUDINESCO, E.; PLON, M. *Dicionário de psicanálise.* Rio de Janeiro: Zahar, 1998.

SÁ JR., L. F. C. "Paul Goodman e outros caminhos da Gestalt". *IGT na Rede,* v. 6, n. 11, 2009, p. 243-64. Disponível em: <http://www.igt.psc.br/ojs/include/getdoc.php?id=1362&public=true>. Acesso em: 20 fev. 2015.

SCHULTHESS, P. "European Association for Gestalt therapy: greeting". In: BOCIAN, B. *Fritz Perls in Berlin, 1893-1933: expressionism, psychoanalysis, Judaism.* Bergisch Gladbach: EHP, 2010.

SHEPARD, M. *Fritz: an intimate biography of Fritz Perls and Gestalt therapy.* Nova York: Bantam, 1978.

SMITH, E. W. L. "The roots of Gestalt therapy". In: SMITH, E. W. L. (org.). *The growing edge of Gestalt therapy.* Nova York: The Gestalt Journal Press, 1997.

SMUTS, J. C. [1926] *Holism and evolution.* Nova York: The Gestalt Journal Press, 1996.

SPITZER, R. "Prefácio". In: PERLS, F. *A abordagem gestáltica e Testemunha ocular da terapia.* São Paulo: LTC, 1988, p. 7-9.

STEVENS, B. *Não apresse o rio: ele corre sozinho.* São Paulo: Summus, 1978.

STOEHR, T. *Here now next: Paul Goodman and the origins of Gestalt therapy.* São Francisco: Jossey-Bass Publisher/Gestalt Institute of Cleveland, 1994.

TELLEGEN, T. *Gestalt e grupos: uma perspectiva sistêmica.* São Paulo: Summus, 1984.

TENÓRIO, C. *Os transtornos da personalidade histriônica e obsessivo-compulsiva na perspectiva da Gestalt-terapia e da teoria de Fairbairn.* Tese (Doutorado em Psicologia), Universidade de Brasília, Brasília (DF), 2003.

WYSONG, J. "Prefácio à edição do The Gestalt Journal". In: PERLS, F. *Ego, fome e agressão.* São Paulo: Summus, 1992, p. 29-33.

WYSONG, J.; ROSENFELD, E. (orgs.). *An oral history of Gestalt therapy: interviews with Laura Perls, Isadore From, Erving Polster, Miriam Polster, Elliot Shapiro.* Gouldsboro: The Gestalt Journal Press, 1988.

YONTEF, G. "Gestalt therapy: its inheritance from Gestalt psychology". *Gestalt Therapy,* v. 4, n. 1/2, 1982, p. 23-39.

_____. *Processo, diálogo, awareness: ensaios em Gestalt-terapia.* São Paulo: Summus, 1998.

WULF, R. "The historical roots of Gestalt therapy". *The Gestalt Journal,* v. XXI, n. 1, 1998, p. 81-92.

ZINKER, J. C. [1977] *Processo criativo em Gestalt-terapia.* São Paulo: Summus, 2007.

ZWEIG, S. *O mundo de ontem: memórias de um europeu.* Porto: Civilização, 1970.

Agradecimentos

A Deus, por este projeto do qual Ele se agradou e colocou no meu coração. Sua misericórdia e bondade me acompanharam em todo trajeto de forma amorosa e surpreendente.

À professora Terezinha de Camargo Viana, minha orientadora do mestrado, período em que a pesquisa para este livro começou. Ao me escolher, me ela proporcionou um espaço de abertura e diversidade, um desafio que abracei. Essa rica experiência deu-me a confiança necessária para adquirir novos conhecimentos e habilidades.

A Walter Ribeiro, com quem cresci no conhecimento e na prática da Gestalt-terapia. Pacientemente, como um bom semeador, ele cuidou para que eu tivesse as condições imprescindíveis para compreender os caminhos dessa abordagem e pudesse alçar voos mais altos.

Às professoras Lilian Frazão, Enila Chagas, Márcia Portela de Carvalho e Mônica Alvim, que viram no meu trabalho o potencial de um livro. Elas foram fundamentais na elaboração desta obra, pelo conhecimento dividido, pelo incentivo e pelas discussões, nas quais sempre reafirmaram vislumbrar o que hoje estamos celebrando.

Aos meus queridos colegas e amigos do Centro de Estudos de Gestalt-terapia de Brasília (Cegest), pelas discussões sempre produtivas. Tornaram-se companheiros de jornada, partilhando de forma generosa e bem-humorada conhecimento e saber. Agradeço sobretudo a Elayne M. Daemon, Vania Vianna, Maria Cristina Cortes, Maria Cristina Reis e Wellington Guedes.

A Viviane Paula Rocha, Laura F. Arantes, Ana Cândida Cantarelli e Rubem Amorese, que com paciência ajudaram-me a transformar meus anseios em ideias.

À pastora Neusa e sua equipe, que me ofereceram as condições espirituais necessárias para empreender este projeto. À companhia inestimável das irmãs de fé, Ângela Helou Amorese, Maria Cristina Fontes, Eny Junia Carvalho, Geralda Maria Salgado, Keila Lima Torres, Nádia Helou Netto, Lúcia Abraão Helou e Telma Lima de Fontes.

À minha família, Alberto e Lúcia, Ângela e Rubem, Leninha, Nádia e Paulo, Omar e Anna Flávia, Sérgio e meus queridos sobrinhos e sobrinhas, meu espaço de esperança e alegria.

Ao Grupo Editorial Summus, que tornou possível a publicação desta obra. Em especial a Soraia Bini Cury, que, com paciência, respeito e conhecimento, fez um cuidadoso trabalho de edição.

Por fim, àqueles que têm se esforçado para levar adiante os conhecimentos da abordagem e, com suas inquietações, permitiram-me chegar até aqui.

www.gruposummus.com.br

IMPRESSO NA
sumago gráfica editorial ltda
rua itauna, 789   vila maria
02111-031   são paulo   sp
tel e fax 11 **2955 5636**
sumago@sumago.com.br

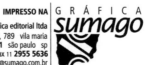